MANUEL DU CANDIDAT

AUX FONCTIONS

DE MÉDECIN SANITAIRE

Publications du Docteur LUCAS

Médecin consultant à Monte Carlo
Membre de la Commission extra-parlementaire pour l'étude
des questions relatives au régime des mœurs.

(En venté chez MM. VIGOT Frères).

Examen pour le grade de Médecin auxiliaire. — Paris, 1896. Société d'Éditions Scientifiques (épuisé).

Contribution à l'étude des Courants électriques sur les Tissus vivants. — Paris, 1898. Société des Éditions Scientifiques, 4, rue Antoine Dubois.

Dr A. Le Blond et Dr André Lucas: *Étude Anthropologique et Médico-légale du Tatouage chez les Prostituées.* — Paris, 1899. Société d'Éditions Scientifiques. Prix, 4 fr.

Félix Lucas et Dr André Lucas : *Électricité Médicale. Traité théorique et pratique.* — Paris, 1900. Baudry-Béranger, successeur, 15, rue des Saints-Pères, Paris. Prix 10 fr.

Dr André Lucas : *Médecine opératoire à l'Amphithéâtre et Précis d'Embaumement* (En préparation).

Dr André Lucas. — 1902. *Contribution à l'étude de la valeur de l'Electrolyse linéaire dans le traitement des rétrécissements de l'urèthre* (Imprimerie de Monaco).

EN PRÉPARATION :

Drs Lucas et Torchut. — *Le médecin, sa carrière et les fonctions auxquelles il peut prétendre.* — *Guide de l'Étudiant et du Docteur.*

L'encombrement de la carrière médicale résulte du nombre croissant des concurrents aussi bien que de l'ignorance complète des situations administratives réservées aux Docteurs en médecine, souvent attribuées à d'autres faute de postulants.

Étudiants et Docteurs trouveront dans cet ouvrage les renseignements concernant l'exercice de leur profession en France, aux colonies, à l'étranger.

MANUEL DU CANDIDAT

AUX FONCTIONS DE

MÉDECIN SANITAIRE MARITIME

PAR MM. LES DOCTEURS

André LUCAS, O. ✠. ◉
De la Faculté de Médecine de
Paris, Ancien interne,
Médecin consultant de la
Principauté de Monaco,
Médecin sanitaire maritime.

Victor TORCHUT
De la Faculté de Médecine
de Bordeaux,
Médecin de la Ville de Royan,
Médecin sanitaire maritime.

CONTENANT

TOUTES LES MATIÈRES DU PROGRAMME DE L'EXAMEN
LA LISTE OFFICIELLE DES MÉDECINS SANITAIRES MARITIMES
ET LES RENSEIGNEMENTS DIVERS CONCERNANT LA FONCTION.

PARIS (VIᵉ)

VIGOT FRÈRES, ÉDITEURS

23, PLACE DE L'ÉCOLE-DE-MÉDECINE, 23

1904

NOTE

La fonction de médecin sanitaire maritime a été instituée par le décret du 4 janvier 1896 que nous reproduisons in-extenso dans cet ouvrage. Les médecins sanitaires ont pour mission d'entraver par tous les moyens le développement et la propagation des maladies pestilentielles et contagieuses. Ils sont, dans ce but, en relation directe, avec les autorités sanitaires, à l'arrivée en France.

Le même décret a créé des Directeurs de la santé, des médecins de la santé et des médecins attachés aux Lazarets ; il existe en outre des médecins sanitaires en Orient : il n'est que trop légitime que ces postes soient dorénavant réservés aux médecins sanitaires maritimes ayant obtenu le certificat d'aptitude après examen.

Cet examen a donc pour conséquence, outre l'obtention d'un titre sérieux, des fonctions intéressantes et fort bien rétribuées. Le nombre de candidats augmente chaque jour et les épreuves deviennent plus difficiles. Il nous a donc semblé utile d'en grouper les matières de telle sorte que les candidats ne soient plus exposés —parfois éloignés des centres (facultés, etc), — à une préparation incomplète faute de documents naturellement dispersés, puisque l'examen comporte des questions d'ordres scientifique et administratif.

Nous avons cru terminer utilement la tâche entreprise en fournissant aux candidats tous les renseignements recueillis sur la sanction pratique qu'ils peuvent espérer du titre de médecin sanitaire maritime.

Docteurs LUCAS et TORCHUT.

PREMIÈRE PARTIE

LÉGISLATION SANITAIRE

CHAPITRE PREMIER

Voici la circulaire envoyée par le Ministère de l'intérieur, aux candidats aux fonctions de médecin sanitaire maritime :

MINISTÈRE
DE L'INTÉRIEUR

DIRECTION
de
L'ASSISTANCE
et de
L'HYGIÈNE PUBLIQUES
—o—
BUREAU
de
L'HYGIÈNE PUBLIQUE

RÉPUBLIQUE FRANÇAISE

SERVICE SANITAIRE MARITIME

RENSEIGNEMENTS

CONCERNANT LES FONCTIONS DE

MÉDECINS SANITAIRES MARITIMES

Le décret du 4 janvier 1896 portant règlement de police sanitaire maritime a déterminé et rendu obligatoires les mesures les plus propres à prévenir la propagation des maladies pestilentielles exotiques et des autres affections contagieuses graves dont les germes peuvent être apportés par les navires.

Ce décret a institué des « médecins sanitaires maritimes » chargés d'exercer une surveillance à bord, et l'obligation pour les compagnies d'embarquer un de ces médecins sur tous les bâtiments affectés au service postal ou au transport d'au moins 100 voyageurs et dont la durée, escales comprises, dépasse quarante-huit heures.

Mode de recrutement

Les candidats au titre de médecin sanitaire maritime doivent remplir les conditions suivantes :

1º Être français ;

2º Posséder le diplôme de docteur en médecine ;

3º Subir avec succès l'examen spécial dont le programme est indiqué ci-après.

Les médecins qui remplissent ces conditions reçoivent un certificat d'aptitude et sont inscrits sur un tableau dressé par le Ministre de l'Intérieur. Ce tableau est porté à la connaissance des directeurs de la Santé des ports.

C'est parmi ces praticiens seuls que les compagnies de la navigation sont appelées à choisir les médecins dont l'embarquement leur est imposé.

Examen

Les jurys pour l'examen des médecins sanitaires maritimes sont constitués à Paris, Marseille, Bordeaux, Saint-Nazaire et le Havre.

Ces jurys sont composés :

à Paris, de l'inspecteur général des services sanitaires et de deux membres ou auditeurs du Comité consultatif d'hygiène publique de France désignés par le président de ce Comité ;

à Marseille, Bordeaux, Saint-Nazaire et le Hâvre, du directeur de la Santé de la circonscription, du médecin des épidémies et du professeur d'hygiène, ou, à défaut du professeur d'hygiène tel qu'il est désigné au 4º de l'article 117 du décret du 4 janvier 1896, d'un autre membre du conseil sanitaire maritime, docteur en médecine, choisi par ce conseil.

Les jurys se réunissent, aussi souvent qu'il est nécessaire, sur la convocation de l'inspecteur général à Paris et du directeur de la Santé dans les ports.

Les demandes doivent être adressées soit à M. le Ministre de l'Intérieur (direction de l'assistance et de l'hygiène publiques, rue Cambacérès, 7), pour les candidats qui voudraient subir l'examen à Paris, soit à MM. les directeurs de la Santé des ports ci-dessus désignés.

Les candidats ont à produire, à l'appui de leur demande :

Leur acte de naissance,

Le diplôme de docteur en médecine,

Un certificat de bonnes vie et mœurs.

Une pièce établissant leur qualité de français (pièce militaire, carte d'électeur... La qualité de français peut être également affirmée par le certificat de bonnes vie et mœurs, qui tient lieu dans ce cas de pièce spéciale).

L'examen comprend deux parties : une épreuve écrite et une épreuve orale.

L'épreuve écrite comporte :

1° une composition sur la pathologie des maladies infectieuses et contagieuses (*maladies pestilentielles exotiques ; maladies épidémiques et endémiques*) ;

2° une composition sur la législation sanitaire (*loi du 3 mars 1822 ; règlement du 4 janvier 1896, conférences internationales de Venise, de Dresde et de Paris*).

Il est accordé aux candidats une heure et demie pour la rédaction de la composition de législation et une heure et demie pour la question de pathologie.

L'épreuve orale porte :

1° sur la pathologie des maladies infectieuses et contagieuses et sur la législation sanitaire ;

2° sur la bactériologie (*coloration et diagnostic des principaux microbes pathogènes*) ;

3° sur la pratique de la désinfection (*préparation et*

*usage des liquides antiseptiques ordinairement employés :
stérilisation avec les appareils usités dans les laboratoires
et sur les navires).*

Principales obligations des médecins sanitaires

Le médecin sanitaire maritime a pour devoir d'user de tous
les moyens que la science et l'expérience mettent à sa disposition :

a) pour préserver le navire des maladies pestilentielles exotiques (choléra, fièvre jaune, peste) et des autres maladies
contagieuses graves ;

b) pour empêcher ces maladies, lorsqu'elles viennent à faire
apparition à bord, de se propager parmi le personnel confié
à ses soins et dans les populations des divers ports touchés
par les navires (*Art. 19 du règlement de police sanitaire maritime).*

Il doit s'opposer à l'introduction sur le navire des personnes ou des objets susceptibles de provoquer à bord une
maladie contagieuse, faire observer à bord les règles de l'hygiène, veiller à la santé du personnel, passagers et équipage,
et leur donner ses soins en cas de maladie (*Art. 20 et 21*).

Il se concerte avec le capitaine pour l'application des dispositions qui précèdent.

En cas d'invasion à bord d'une maladie pestilentielle ou
suspecte, il prévient immédiatement le capitaine et assure
d'accord avec lui les mesures de préservation nécessaires
(*Art. 22*).

Le médecin sanitaire maritime inscrit jour par jour, sur un
registre, toutes les circonstances de nature à intéresser la
santé du bord.

Il mentionne les dates d'invasion, de guérison ou de terminaison par la mort, de tous les cas de maladies contagieuses, avec indication des détails essentiels que comporte
la nature de chaque cas.

A chaque escale ou relâche, il consigne, sur son registre,
la date de l'arrivée et celle du départ ainsi que les renseignements qu'il a pu recueillir sur l'état de la santé publique dans
le port et ses environs.

Il inscrit sur le même registre les mesures prises pour l'isolement des malades, la désinfection des déjections, la destruction ou la purification des hardes, du linge et des objets de literie, la désinfection des logements ; il indique la nature, les doses, le mode d'emploi des substances désinfectantes et la date de chaque opération (*Art. 23*).

Il est tenu, à l'arrivée dans un port français, de communiquer son registre à l'autorité sanitaire qui ne statue qu'après en avoir pris connaissance.

Il répond à l'interrogatoire de celle-ci et lui fournit de vive voix, ou par écrit si elle l'exige, tous les renseignements qu'elle demande (*Art. 24*).

Les déclarations du médecin sanitaire maritime sont faites sous la foi du serment.

Le délit de fausse déclaration est poursuivi conformément aux lois (*Art. 25*).

Le médecin sanitaire maritime fait parvenir au moins chaque année au Ministère de l'Intérieur un rapport relatant les observatioms de toute nature qu'il a pu recueillir au cours de ses voyages sur les questions intéressant le service sanitaire, l'étiologie et la prophylaxie des épidémies.

Les rapports des médecins sanitaires maritimes sont soumis au Comité consultatif d'hygiène publique de France. Ils peuvent donner lieu à l'attribution de récompenses honorifiques décernées par le Ministre de l'Intérieur et publiées au *Journal officiel de la République française*. (*Art. 26*).

En cas d'infraction aux règlements sanitaires ou de non-exécution des devoirs résultant de ses fonctions, une décision ministérielle, prise sur l'avis du Comité de direction des services de l'hygiène, l'intéressé entendu, peut rayer un médecin sanitaire, à titre temporaire ou définitif, du tableau dressé en vertu de l'article 16. (*Art. 27*).

A titre d'indication, voici de quelle manière il a été procédé à l'examen à la session de Bordeaux le 16 juillet 1903.

Le Jury était composé de la manière suivante :

M. le Professeur Vergely, médecin des épidémies, Président.

M. le Docteur Sené, Directeur de la Santé à Pauillac.

M. le Professeur Layet, Professeur d'Hygiène.

Le matin, à 9 heures, les candidats convoqués à la Préfecture de Bordeaux, eurent à traiter par écrit les deux questions suivantes :

A. Symptomatologie de la peste.

B. Qu'entendez-vous par reconnaissance, arraisonnement et visite médicale d'après le décret du 4 janvier 1896 ?

1 h. 1/2 était accordée pour traiter la 1re question et 1 heure pour la 2me, en tout 2 h. 1/2.

A 1 heure 1/2, les candidats se rendaient au laboratoire d'Hygiène pour l'épreuve pratique. Une culture d'un agent pathogène remise à chacun d'eux dut être préparée sur des lamelles, colorée au bleu de Ziehl puis éprouvée à la méthode de Gram en vue de leur détermination.

A 3 heures, le Jury se réunit pour faire examiner sous le microscope des préparations (Charbon, Streptocoque, Bacille d'Eberth, etc., etc.) que les candidats devaient reconnaître.

Immédiatement après lecture des copies par les candidats, surveillés par un « *gendarme* » (on désigne ainsi le candidat préposé à la surveillance de la lecture, de telle sorte que le lecteur ne puisse apporter aucune modification à sa copie).

Enfin, à la manière du concours de l'externat des hôpitaux, les candidats durent exposer pendant dix minutes — après dix minutes de réflexion dans une salle isolée — une question de pathologie exotique et une question de législation (chacune d'elles comportant un développement oral de cinq minutes de durée).

Le résultat fut proclamé le jour même.

CHAPITRE II

Législation sanitaire

Le programme comporte :
Loi du 3 Mars 1822.
Règlement du 4 Janvier 1896.
Conférences internationales de Venise, de Dresde, de Paris.

§ I

LOI DU 3 MARS 1822

TITRE PREMIER

Police Sanitaire

Article 1er. — Le Roi détermine par des ordonnances :

1º Les pays dont les provenances doivent être habituellement ou temporairement soumises au régime sanitaire ;

2º Les mesures à observer sur les côtes, dans les ports et rades, dans les lazarets et autres lieux réservés ;

3º Les mesures extraordinaires que l'invasion ou la crainte d'une maladie pestilentielle rendrait nécessaires sur les frontières de mer ou dans l'intérieur.

Il règle les attributions, la composition et le ressort des

Autorités et Administrations chargées de l'exécution de ces mesures, et leur délègue le pouvoir d'appliquer provisoirement, dans des cas d'urgence, le régime sanitaire aux portions du territoire qui seraient inopinément menacées.

Les ordonnances du Roi ou les actes administratifs qui prescriront l'application des dispositions de la présente loi à une portion du territoire français seront, ainsi que la loi elle-même, publiés et affichés dans chaque commune qui devra être soumise à ce régime. Les dispositions pénales de la loi ne seront applicables qu'après cette publication.

2. — Les provenances, par mer, de pays habituellement et actuellement *sains,* continueront d'être admises à la libre pratique, immédiatement après les visites et les interrogatoires d'usage, à moins d'accidents ou de communications de nature suspecte, survenus depuis leur départ.

3. — Les provenances, par la même voie, de pays qui ne sont pas habituellement *sains,* ou qui se trouvent accidentellement infectés, sont relativement à leur état sanitaire, rangées sous l'un des trois régimes ci-après déterminés : — sous le régime de la *patente brute,* si elles sont, ou ont été, depuis leur départ, infectées d'une maladie réputée pestilentielle, si elles viennent de pays qui en soient infectés, ou si elles ont communiqué avec des lieux, des personnes ou des choses qui auraient pu leur transmettre la contagion ; —. sous le régime de la *patente suspecte,* si elles viennent de pays où règne une maladie soupçonnée d'être pestilentielle ; ou de pays qui, quoique exempts de soupçon, sont ou viennent d'être en libre relation avec des pays qui s'en trouvent entachés, ou enfin si des communications avec des provenances de ces derniers pays, ou des circonstances quelconques, font suspecter leur état sanitaire ; sous le régime de la *patente nette,* si aucun soupçon de maladie pestilentielle n'existait dans le pays d'où elles viennent, si ce pays n'était point ou ne venait point d'être en libre relation avec des lieux entachés de soupçon, et enfin si aucune communication, aucune cir-

constance quelconque ne fait suspecter leur état sanitaire.

4. — Les provenances spécifiées en l'article 3 ci-dessus pourront être soumises à des quarantaines plus ou moins longues, selon chaque régime, la durée du voyage et la gravité du péril. Elles pourront même être repoussées du territoire, si la quarantaine ne peut avoir lieu sans exposer la santé publique. — Les dispositions du présent article et de l'article 3 s'appliqueront aux communications par terre, toutes les fois qu'il aura été jugé nécessaire de les y soumettre.

5. — En cas d'impossibilité de purifier, de conserver ou de transporter sans danger des animaux ou des objets matériels susceptibles de transmettre la contagion, ils pourront être, sans obligation d'en rembourser la valeur, les animaux, tués et enfouis; les objets matériels, détruits et brûlés. — La nécessité de ces mesures sera constatée par des procès-verbaux, lesquels feront foi jusqu'à inscription de faux.

6. — Tout navire, tout individu qui tenterait, en infraction aux règlements, de pénétrer en libre pratique, de franchir un cordon sanitaire, ou de passer d'un lieu *infecté* ou *interdit* dans un lieu qui ne le serait point, sera, après due sommation de se retirer, repoussé de vive force, et ce, sans préjudice des peines encourues.

TITRE II

Des Peines, Délits et Contraventions en matière sanitaire

7. — Toute violation des lois et règlements sanitaires sera punie : De la peine de mort, si elle a opéré communication avec des pays dont les provenances sont soumises au régime de la *patente brute*, avec ces provenances, ou avec des lieux, des personnes ou des choses placés sous ce régime ; — De la peine de la réclusion et d'une amende de deux cents francs à vingt mille francs, si elle a opéré communication avec des pays dont les provenances sont soumises au régime de la *patente suspecte*, avec ces pro-

venances, ou avec des lieux, des personnes ou des choses placés sous ce régime ; — De la peine d'un an à dix ans d'emprisonnement et d'une amende de cent francs à dix mille francs, si elle a opéré communication prohibée avec des lieux, des personnes ou des choses qui, sans être dans l'un des cas ci-dessus spécifiés, ne seraient point en libre pratique. — Seront punis de la même peine ceux qui se rendraient coupables de communications interdites entre des personnes ou des choses soumises à des quarantaines de différents termes. — Tout individu qui recevra sciemment des matières ou des personnes en contravention aux règlements sanitaires, sera puni des mêmes peines que celles encourues par le porteur ou le délinquant pris en flagrant délit.

8. — Dans le cas où la violation du régime de la patente brute, mentionnée à l'article précédent, n'aurait point occasionné d'invasion pestilentielle, les tribunaux pourront ne prononcer que la réclusion et l'amende portées au second paragraphe dudit article.

9. — Lors même que ces crimes ou délits n'auraient point occasionné d'invasion pestilentielle, s'ils ont été accompagnés de rébellion, ou commis avec des armes apparentes ou cachées, ou avec effraction, ou avec escalade, la peine de mort sera prononcée en cas de violation du régime de la patente brute ; — la peine de travaux forcés à temps sera substituée à la peine de réclusion, pour la violation du régime de la patente suspecte ; et la peine de réclusion à l'emprisonnement pour les cas déterminés dans les deux avant-derniers paragraphes de l'article 7. — Le tout indépendamment des amendes portées audit article, et sans préjudice des peines plus fortes qui seraient prononcées par le Code Pénal.

10. — Tout agent du Gouvernement au dehors, tout fonctionnaire, tout capitaine, officier ou chef quelconque d'un bâtiment de l'État ou de tout autre navire ou embarcation, tout médecin, chirurgien, officier de santé, attaché, soit au service sanitaire, soit à un bâtiment de l'État ou de commerce, qui, officiellement, dans une dépêche, un cer-

tificat, un rapport, une déclaration ou une déposition, aurait sciemment altéré ou dissimulé les faits, de manière à exposer la santé publique, sera puni de mort, s'il s'en est suivi une invasion pestilentielle. — Il sera puni des travaux forcés à temps et d'une amende de mille francs à vingt mille francs, lors même que son faux exposé n'aurait point occasionné d'invasion pestilentielle, s'il était de nature à pouvoir y donner lieu en empêchant les précautions nécessaires. — Les mêmes individus seront punis de la dégradation civique et d'une amende de cinq cents francs à dix mille francs, s'ils ont exposé la santé publique en négligeant, sans excuse légitime, d'informer qui de droit de faits à leur connaissance de nature à produire ce danger, ou si, sans s'être rendus complices de l'un des crimes prévus par les articles 7, 8 et 9, ils ont sciemment, et par leur faute, laissé enfreindre ou enfreint eux-mêmes des dispositions réglementaires qui eussent pu le prévenir.

11. — Sera puni de mort tout individu faisant partie d'un cordon sanitaire, ou en faction pour surveiller une quarantaine ou pour empêcher une communication interdite, qui aurait abandonné son poste ou violé sa consigne.

12. — Sera puni d'un emprisonnement d'un à cinq ans, tout commandant de la force publique qui, après avoir été requis par l'autorité compétente, aurait refusé de faire agir pour un service sanitaire la force sous ses ordres. — Seront punis de la même peine et d'une amende de cinq cents francs, tout individu attaché à un service sanitaire, ou chargé par état de concourir à l'exécution des dispositions prescrites pour ce service qui aurait, sans excuse légitime, refusé ou négligé de remplir ses fonctions; — toute personne qui, officiellement chargée de lettres ou paquets pour une autorité ou une agence sanitaire, ne les aurait point remis, ou aurait exposé la santé publique en tardant à les remettre, sans préjudice des réparations civiles qui pourraient être dues aux termes de l'article 11 du Code Pénal.

13. — Sera puni d'un emprisonnement de quinze jours à trois mois et d'une amende de cinquante francs à cinq cents francs, tout individu qui, n'étant dans aucun des cas prévus dans les articles précédents, aurait refusé d'obéir à des réquisitions d'urgence pour un service sanitaire, ou qui, ayant eu connaissance d'un symptôme de maladie pestilentielle, aurait négligé d'en informer qui de droit. Si le prévenu de l'un ou de l'autre de ces délits est médecin, il sera, en outre, puni d'une interdiction d'un à cinq ans.

14. — Sera puni d'un emprisonnement de trois à quinze jours et d'une amende de cinq à cinquante francs, quiconque, sans avoir commis aucun des délits qui viennent d'être spécifiés, aurait contrevenu, en matière sanitaire, aux règlements généraux ou locaux, aux ordres des autorités compétentes.

15. — Les infractions en matière sanitaire pourront n'être passibles d'aucune peine, lorsqu'elles n'auront été commises que par force majeure, ou pour porter secours en cas de danger, si la déclaration en a été immédiatement faite à qui de droit.

16. — Pourra être exempté de toute poursuite et de toute peine, celui qui, ayant d'abord altéré la vérité ou négligé de la dire dans les cas prévus par l'article 10, réparerait l'omission, ou rétracterait son faux exposé, avant qu'il eût pu en résulter aucun danger pour la santé publique, et avant que les faits eussent été connus par toute autre voie.

TITRE III

*Des attributions des autorités sanitaires
en matière de police judiciaire et de l'état civil.*

17. — Les membres des autorités sanitaires exerceront les fonctions d'officiers de police judiciaire exclusivement, et pour tous les crimes, délits et contraventions, dans l'enceinte et les parloirs des lazarets et autres lieux réservés. Dans les autres parties du ressort de ces autorités, ils les exerceront concurremment avec les officiers

ordinaires, pour les crimes, délits et contraventions en matière sanitaire.

18. — Les autorités sanitaires connaîtront exclusivement, dans l'enceinte et les parloirs des lazarets et autres lieux réservés, sans appel ni recours en cassation, des contraventions de simple police. Des ordonnances régleront la forme de procéder ; les expéditions de jugement et autres actes de la procédure seront délivrés sur papier libre et sans frais.

19. — Les membres desdites autorités exerceront les fonctions d'officiers de l'état civil dans les mêmes lieux réservés.

Les actes de naissance et de décès seront dressés en présence de deux témoins, et les testaments conformément aux articles 985, 986 et 983 du code civil. Expédition des actes de naissance et de décès sera adressée dans les vingt-quatre heures à l'officier de l'état civil de la commune où sera situé l'établissement, lequel en fera la transcription.

TITRE IV

Disposition générale.

Les marchandises et autres objets déposés dans les lazarets et autres lieux réservés qui n'auront pas été réclamés dans le délai de deux ans, seront vendus aux enchères publiques.

Ils pourront, s'ils sont périssables, être vendus avant ce délai, en vertu d'une ordonnance du président du Tribunal de commerce, ou à défaut, du juge de paix.

Le prix en provenant, déduction faite des frais, sera acquis à l'État, s'il n'a pas été réclamé dans les cinq années qui suivront la vente.

§ II

Décret portant règlement de police sanitaire maritime
(4 Janvier 1896).

Note

Le Décret reproduit ci-dessous a été précédé du rapport suivant adressé au Président de la République:

« La police sanitaire maritime est régie, en l'état actuel, conformément à la loi du 3 Mars 1822 par un décret réglementaire du 22 Février 1876. Elle a pour objet de protéger la France et l'Algérie, à l'aide d'un réseau de surveillance qui embrasse tout le littoral, contre l'importation des maladies pestilentielles exotiques, le choléra, la fièvre jaune et la peste. A l'arrivée dans les ports, les capitaines sont interrogés sur la provenance des navires et sur leur état sanitaire, et ces navires sont soumis, s'il y a lieu, à des mesures de quarantaine soit en rade, soit dans les lazarets. Ces mesures vexatoires et onéreuses ont soulevé de tout temps les réclamations de la navigation : elles étaient indispensables, à défaut d'autres moyens pour défendre les populations contre l'invasion de redoutables fléaux ; elles ne sont plus justifiées aujourd'hui.

Grâce aux découvertes de la science pastorienne, la prophylaxie des maladies épidémiques s'est précisée, l'hygiène a désormais à sa disposition des procédés sûrs et rapides pour la destruction des germes morbifiques ; la chaleur et les agents chimiques lui fournissent de puissants moyens de désinfection. Une connaissance mieux établie de la période d'incubation permet de limiter son action.

L'administration sanitaire, s'inspirant de ces données scientifiques, est entrée résolument dans la voie des réformes. Les principaux ports ont été dotés par elle d'étuves à désinfection, et en même temps qu'elle s'efforçait de faire pénétrer dans les habitudes maritimes une pratique qui devait transformer si avantageusement le régime sanitaire, elle atténuait graduellement la rigueur des mesures quarantenaires. Depuis 1892, les quarantaines ont en fait à peu près cessé d'exister, malgré la présence du choléra sur divers points de l'Europe : elles ont été remplacées par une inspection médicale au départ et à l'arrivée des navires, par une désinfection appropriée et enfin par la délivrance aux passagers, immédiatement débarqués, d'un passeport sanitaire permettant d'établir leur origine, de leur appliquer en cas de maladie les mesures d'isolement nécessaires et d'éviter ainsi la création d'un foyer.

Ce sont ces principes, base d'un nouveau régime sanitaire, qu'ont fait prévaloir les représentants de la France dans les conférences sanitaires internationales de Venise en 1892, de Dresde en 1893 et de Paris en 1894.

La convention sanitaire signée à Dresde, le 15 avril 1893, par les représentants des divers pays de l'Europe a eu pour but « d'établir des mesures communes pour sauvegarder la santé publique en temps d'épidémie cholérique sans apporter d'entraves inutiles aux transactions commerciales et au mouvement des voyageurs ».

Il restait à mettre le règlement du 22 février 1896 en harmonie avec les dispositions adoptées par cette convention promulguée pour la France par décret du 22 mai 1894. L'œuvre a été longue et laborieuse en raison des intérêts complexes qu'elle met en cause et de l'intervention de tous les services publics appelés à y coopérer.

A deux reprises, les directeurs de la santé du littoral, les chambres de commerce spécialement intéressées, les principales compagnies de navigation ont été consultés, en France et en Algérie, soit sur les bases des réformes à introduire, soit sur le texte du projet. Ce projet a été élaboré, en tenant compte des différents éléments, par les soins du comité de direction des services de l'hygiène, composé lui-même des représentants les plus autorisés de l'hygiène et du commerce; puis il a été soumis au comité consultatif d'hygiène publique de France qui en a adopté les termes à l'unanimité dans sa séance du 8 juillet 1895; il a été enfin communiqué à chacun des départements ministériels qui doivent concourir à son exécution, pour être examiné au point de vue spécial les concernant, et a reçu de leur part, sous réserve de quelques modifications de détail, qui presque toutes ont pu être adoptées, une adhésion définitive.

Tel qu'il se présente, le nouveau règlement réalise sur le précédent un progrès considérable; il diminue grandement les charges de la navigation; il augmente les garanties qu'exige la protection de la santé publique; il supprime les quarantaines pour les remplacer par des informations sanitaires précises, — par des mesures prophylactiques prises, autant que possible, soit au départ, soit à bord d'un navire, sous le contrôle d'un médecin spécialement agréé à cet effet, — par une surveillance médicale appliquée, en cas de nécessité, aux passagers, après leur mise en libre pratique, pendant une période de quelques jours correspondant à la durée d'incubation de la maladie; il accorde des facilités et des avantages particuliers, tels qu'une notable réduction de taxes, aux navires qui, secondant les vues du service sanitaire, auront à bord un médecin et une étuve à désinfection, et pourront certifier à leur arrivée que toutes les mesures de désinfection et d'assainissement prescrites ont été rigoureusement effectuées durant la traversée.

RÈGLEMENT GÉNÉRAL DE POLICE SANITAIRE MARITIME

Décret du 4 janvier 1896.

LE PRÉSIDENT DE LA RÉPUBLIQUE FRANÇAISE,
Sur le rapport du président du Conseil, ministre de l'intérieur,

Vu la loi du 3 mars 1822 sur la police sanitaire ;

Vu le décret du 22 février 1876 portant règlement de police sanitaire maritime ;

Vu les décrets des 15 avril 1879, 19 décembre 1883, 19 octobre 1894 et 22 juin 1895 relatifs à l'importation des drilles et chiffons par voie de mer ;

Vu le décret du 30 décembre 1884 modifiant la composition des conseils sanitaires ;

Vu le décret du 15 décembre 1888 relatif au recouvrement des amendes en matière de police sanitaire ;

Vu la convention sanitaire internationale signée à Dresde le 15 avril 1893, notamment l'annexe I, titres 1er, II, III, IV et VIII, et le décret du 22 mai 1894 portant promulgation en France de la dite convention ;

Vu le décret du 23 juillet 1894 modifiant les taxes sanitaires applicables à la navigation d'escale ;

Vu le décret du 20 juin 1895 relatif à la police sanitaire maritime ;

Vu les décrets des 25 mai 1878, 26 janvier 1882 et 29 octobre 1885, portant application du règlement du 22 février 1876 aux ports de l'Algérie ;

Vu le décret du 5 janvier 1889 transférant les services de l'hygiène au ministère de l'intérieur ;

Vu le projet présenté par le Comité de direction des services de l'hygiène et l'avis du Comité consultatif d'hygiène publique de France ;

Vu les avis du ministre de la justice, du ministre des affaires étrangères, du ministre des finances, du ministre de la guerre, du ministre de la marine, du ministre des travaux publics, du ministre du commerce, de l'industrie, des postes et des télégraphes, du ministre de l'agriculture et du ministre des colonies.

DÉCRÈTE :

TITRE PREMIER

Objet de la police sanitaire maritime.

ARTICLE PREMIER. — Le choléra, la fièvre jaune et la peste sont les seules maladies pestilentielles exotiques qui, en France et en Algérie, déterminent l'application de mesures sanitaires permanentes.

D'autres maladies graves, transmissibles et importables, notamment le typhus et la variole, peuvent être exceptionnellement l'objet de précautions spéciales.

ART. 2. — Des mesures de précaution peuvent toujours être prises contre un navire dont les conditions hygiéniques sont jugées dangereuses par l'autorité sanitaire.

TITRE II

Patente de santé.

ART. 3. — La patente de santé est un document qui a pour objet de mentionner l'état sanitaire du pays de provenance et particulièrement l'existence ou la non-existence des maladies visées à l'article premier. La patente de santé indique, en outre, le nom du navire, celui du capitaine, la nature de la cargaison, l'effectif de l'équipage et le nombre des passagers, ainsi que l'état sanitaire du bord au moment du départ.

La patente de santé est datée ; elle n'est valable que si elle a été délivrée dans les quarante-huit heures qui ont précédé le départ du navire.

Art. 4. — Un navire ne doit avoir qu'une patente de santé.

Art. 5. — La patente de santé est *nette* ou *brute*. Elle est nette quand elle constate l'absence de toute maladie pestilentielle dans la ou les circonscriptions d'où vient le navire ; elle est brute quand la présence d'une maladie de cette nature y est signalée.

Le caractère de la patente est apprécié par l'autorité sanitaire du port d'arrivée.

Art. 6. — *En France et en Algérie*, la patente de santé est établie conformément à une formule arrêtée par le ministre de l'intérieur après avis du Comité de direction des services de l'hygiène ; elle est délivrée gratuitement par l'autorité sanitaire à tout capitaine qui en fait la demande.

Art. 7. — Lorsqu'une maladie pestilentielle vient à se manifester dans un port ou ses environs, l'autorité sanitaire de ce port avise immédiatement l'administration supérieure, et une fois l'existence du foyer constatée, signale le fait sur la patente de santé qu'elle délivre.

L'épidémie est considérée comme éteinte lorsque cinq jours pleins se sont écoulés sans qu'il n'y ait ni décès ni cas nouveau. La cessation complète de la maladie est alors immédiatement signalée à l'administration supérieure et, si les mesures de désinfection ont été convenablement prises, elle est mentionnée sur la patente de santé, avec la date de la cessation.

Art. 8. — *A l'étranger*, la patente est délivrée aux navires français à destination de France et d'Algérie par le consul français du port de départ ou, à défaut de consul, par l'autorité locale.

Pour les navires étrangers à destination de France ou d'Algérie, la patente peut être délivrée par l'autorité locale, mais, dans ce cas, elle doit être visée et annotée, s'il y a lieu, par le consul français.

Art. 9. — La patente de santé délivrée au port de départ est conservée jusqu'au port de destination. Le capitaine ne doit en aucun cas s'en dessaisir.

Dans chaque port d'escale, elle est visée par le consul français, ou, à son défaut, par l'autorité locale qui y relate l'état sanitaire du port et de ses environs.

Art. 10. — Les navires qui font un service régulier dans les mers d'Europe peuvent être dispensés par l'autorité sanitaire de l'obligation du *visa* de la patente à chaque escale.

Art. 11. — La présentation d'une patente de santé, à l'arrivée dans un port de France ou d'Algérie, est en tout temps obligatoire pour les navires provenant : 1° des pays situés hors d'Europe, l'Algérie et la Tunisie exceptées ; 2° du littoral de la mer Noire et des côtes de la Turquie d'Europe sur l'Archipel et la mer de Marmara.

Art. 12. — Pour les régions autres que celles désignées à l'article 11, la présentation d'une patente de santé est obligatoire pour les navires provenant d'une circonscription contaminée par une maladie pestilentielle.

La même obligation peut être étendue, par décision du ministre de l'intérieur, aux pays se trouvant soit à proximité de la dite circonscription, soit en relations directes avec elle. Dans ce cas, l'obligation de la patente est immédiatement portée à la connaissance du public, notamment par la voie du *Journal officiel de la République Française.*

Art. 13. — Les navires faisant le cabotage français (l'Algérie comprise) sont, à moins de prescription exceptionnelle, dispensés de se munir d'une patente de santé. La même dispense s'applique aux navires qui relient directement dans les mêmes conditions la France et la Tunisie.

Art. 14. — Le capitaine d'un navire dépourvu de patente de santé, alors qu'il devrait en être muni, ou ayant une patente irrégulière, est passible, à son arrivée dans un port français, des pénalités édictées par l'article 14 de la loi du 3 mars 1822, sans préjudice de l'isolement et des autres mesures auxquelles le navire peut être assujetti par le fait de sa provenance, et des poursuites qui pourraient être exercées en cas de fraude.

TITRE III

Médecins sanitaires maritimes.

Art. 15. — Tout bâtiment à vapeur français affecté au service postal ou au transport d'au moins cent voyageurs, qui fait un trajet dont la durée, escales comprises, dépasse quarante-huit heures, est tenu d'avoir à bord un médecin sanitaire.

Ce médecin doit être français et pourvu du diplôme de docteur en médecine : il prend le titre de *médecin sanitaire maritime.*

Art. 16. — Les médecins sanitaires maritimes sont choisis sur un tableau dressé par le ministre de l'intérieur, après examen passé devant un jury qui est désigné par le ministre sur l'avis du Comité de direction des services d'hygiène.

L'examen porte sur l'épidémiologie, la prophylaxie et la réglementation sanitaires et leurs applications pratiques. Les conditions et les époques de l'examen sont arrêtées par le ministre de l'intérieur sur la proposition du Comité de direction des services de l'hygiène.

Il est délivré aux candidats agréés par le ministre un certificat d'aptitude aux fonctions de médecin sanitaire maritime.

Art. 17. — Au cas où le nombre des médecins sanitaires maritimes portés sur la liste serait insuffisant, le ministre de l'intérieur pourvoit, sur la proposition du Comité de direction des services de l'hygiène, aux nécessités du service médical.

Art. 18. — Un délai de trois mois est accordé, à partir de la date du présent décret, pour permettre aux médecins d'obtenir le certificat prévu par l'article 16 et aux compagnies de navigation et armateurs d'assurer l'embarquement de ces médecins.

Les médecins sanitaires antérieurement commissionnés auprès des compagnies maritimes peuvent être inscrits au tableau des médecins sanitaires maritimes sur leur demande transmise, avec avis motivé, par les directeurs de santé de leurs ports d'attache et sur la proposition du Comité de direction des services de l'hygiène.

Art. 19. — Le médecin sanitaire maritime a pour devoir d'user de tous les moyens que la science et l'expérience mettent à sa disposition :

a. Pour préserver le navire des maladies pestilentielles exotiques (choléra, fièvre jaune, peste) et des autres maladies contagieuses graves ;

b. Pour empêcher ces maladies, lorsqu'elles viennent à faire apparition à bord, de se propager parmi le personnel confié à ses soins et dans les populations des divers ports touchés par les navires.

Art. 20. — Le médecin sanitaire maritime s'oppose à l'introduction sur le navire des personnes ou des objets susceptibles de provoquer à bord une maladie contagieuse.

Art. 21. — Le médecin sanitaire maritime fait observer à bord les règles de l'hygiène. Il veille à la santé du personnel, passagers et équipage, et leur donne ses soins en cas de maladie.

Art. 22. — Le médecin sanitaire maritime se concerte avec le capitaine pour l'application des dispositions contenues dans les trois autres articles qui précèdent.

En cas d'invasion à bord d'une maladie pestilentielle ou suspecte, il prévient immédiatement le capitaine et assure d'accord avec lui les mesures de préservation nécessaires.

Art. 23. — Le médecin sanitaire maritime inscrit jour par jour, sur un registre, toutes les circonstances de nature à intéresser la santé du bord.

Il mentionne les dates d'invasion, de guérison ou de terminaison par la mort, de tous les cas de maladies contagieuses, avec indication des détails essentiels que comporte la nature de chaque cas.

A chaque escale ou relâche, il consigne, sur son registre, la date de l'arrivée et celle du départ, ainsi que les renseignements qu'il a pu recueillir sur l'état de la santé publique dans le port et ses environs.

Il inscrit sur le même registre les mesures prises pour l'isolement des malades, la désinfection des déjections, la destruction ou la purification des hardes, du linge et des objets de literie, la désinfection des logements ; il indique la nature, les doses, le mode d'emploi des substances désinfectantes et la date de chaque opération.

Art. 24. — Le médecin sanitaire maritime est tenu, à l'arrivée dans un port français, de communiquer son registre à l'autorité sanitaire, qui ne statue qu'après en avoir pris connaissance.

Il répond à l'interrogatoire de celle-ci et lui fournit de vive voix, ou par écrit si elle l'exige, tous les renseignements qu'elle demande.

Art. 25. — Les déclarations du médecin sanitaire maritime sont faites sous la foi du serment.

Le délit de fausse déclaration est poursuivi conformément aux lois.

Art. 26. — Le médecin sanitaire maritime fait parvenir au moins chaque année au ministère de l'intérieur un rapport relatant les observations de toute nature qu'il a pu recueillir au cours de ses voyages sur les questions intéressant le service sanitaire, l'étiologie et la prophylaxie des épidémies.

Les rapports des médecins sanitaires maritimes sont soumis au Comité consultatif d'hygiène publique de France. Ils peuvent donner lieu à l'attribution de récompenses honorifiques décernées par le ministre de l'intérieur et publiées au *Journal officiel de la République Française*.

Art. 27. — En cas d'infraction aux règlements sanitaires ou de non-exécution des devoirs résultant de ses fonctions, une décision ministérielle, prise sur l'avis du Comité de direction des services de l'hygiène, l'intéressé entendu, peut rayer un médecin sanitaire, à titre temporaire ou définitif, du tableau dressé en vertu de l'article 16.

Art. 28. — Le capitaine d'un navire ne pouvant justifier de la présence à bord d'un médecin sanitaire régulièrement embarqué, ou d'un motif d'empêchement légitime, est passible, à son arrivée dans un port français, des pénalités édictées par l'article 14 de la loi du 3 mars 1822, sans préjudice des mesures sanitaires exceptionnelles auxquelles le navire peut être assujetti pour ce motif et des poursuites qui pourraient être exercées en cas de fraude.

Art. 29. — Sur les navires qui n'ont pas de médecin sanitaire, les renseignements relatifs à l'état sanitaire et aux communications en mer sont recueillis par le capitaine et inscrits par lui sur son livre de bord.

TITRE IV

Mesures sanitaires au port de départ.

Art. 30. — Le capitaine d'un navire français ou étranger se trouvant dans un port de France ou d'Algérie et se disposant à quitter ce port est tenu d'en faire la déclaration à l'autorité sanitaire avant d'opérer son chargement ou d'embarquer ses passagers.

Art. 31. — Dans le cas où elle le juge nécessaire, l'autorité sanitaire a la faculté de procéder à la visite du navire avant le chargement et d'exiger tous renseignements et justifications utiles concernant la propreté des vêtements de l'équipage, la qualité de l'eau potable embarquée et les moyens de la conserver, la nature des vivres et des boissons, l'état de la pharmacie, et, en général, les conditions hygiéniques du personnel et du matériel embarqués.

L'autorité sanitaire peut, dans le même cas, prescrire la désinfection du linge sale soit à terre, soit à bord.

Le cas échéant, ces diverses opérations sont effectuées dans le plus court délai possible de manière à éviter tout retard au navire.

Art. 32. — L'autorité sanitaire s'oppose à l'embarquement des personnes ou des objets susceptibles de propager des maladies pestilentielles.

Art. 33. — Les permis nécessaires soit pour opérer le chargement, soit pour prendre la mer, ne sont délivrés par la douane que sur le vu d'une licence remise par l'autorité sanitaire.

Art. 34. — Les bateaux de pêche et en général les navires qui s'écartent peu du port de départ sont dispensés, à moins de prescription exceptionnelle, de la déclaration prévue à l'article 30.

TITRE V

Mesures sanitaires pendant la traversée.

Art. 35. — Le linge de corps des passagers et de l'équipage, sali pendant la traversée, est lavé aussi souvent que possible.

Art. 36. — Les lieux d'aisances sont lavés et désinfectés deux fois par jour.

Dans les cabines dont les occupants ne se déplacent pas, il est déposé une certaine quantité de substances désinfectantes et des instructions sont données pour leur emploi qui est obligatoire.

Art. 37. — Dès qu'apparaissent les premiers signes d'une affection pestilentielle, les malades sont isolés, ainsi que les personnes spécialement désignées pour remplir les fonctions d'infirmier.

Art. 38. — Dans les cabines où se trouvent des malades, s'il y a des lits superposés, ceux du bas sont seuls occupés ; les matelas, les couvertures, etc., des lits non occupés sont enlevés de la cabine, dans laquelle on ne laisse que les objets strictement indispensables.

Art. 39. — Les déjections des malades sont immédiatement désinfectées.

Les vêtements, le linge, les serviettes, draps de lits, couvertures, etc., ayant servi aux malades, sont, avant de sortir du local isolé, plongés dans une solution désinfectante.

Les vêtements des infirmiers sont soumis au même traitement avant d'être lavés.

Les objets infectés ou suspectés, de peu de valeur, sont immédiatement jetés à la mer si le navire est au large. Dans le cas où le navire est dans un port, ils sont brûlés.

Le sol des locaux affectés à l'isolement des malades et des infirmeries est lavé deux fois par jour à l'aide de solutions désinfectantes.

ART. 40. — Ces locaux ne sont rendus au service courant qu'après lavage complet de toutes leurs parois à l'aide de solutions désinfectantes, réfection des peintures ou blanchiment à la chaux chlorurée et désinfection du mobilier. Ils ne reçoivent de nouveau passager en santé qu'après avoir été largement ouverts pendant plusieurs jours après ces désinfections.

ART. 41. — Lorsque la mort d'un malade isolé est dûment constatée, le cadavre est jeté à la mer ; les objets de literie à l'usage du malade au moment de son décès sont également jetés à la mer, si le navire est au large, ou désinfectés.

<h2 style="text-align:center">TITRE VI</h2>

Mesures sanitaires dans les ports d'escales contaminés.

ART. 42. — En arrivant en rade d'un port contaminé, le capitaine mouille à distance de la ville et des navires. S'il est contraint d'entrer dans le port et de s'amarrer à quai, il doit éviter autant que possible le voisinage des bouches d'égoût ou des ruisseaux par lesquels se déverseraient les eaux vannes.

Aucun débarquement n'est autorisé qu'en cas de nécessité absolue. Personne ne doit coucher à terre ni, autant que possible, sur le pont du navire.

ART. 43. — L'eau prise dans un port contaminé est dangereuse ; s'il y a nécessité de renouveler la provision, l'eau est immédiatement bouillie ou stérilisée.

ART. 44. — Le lavage du pont est interdit si l'eau qui entoure le navire placé près de terre est souillée ou suspecte ; le pont est alors frotté à sec.

ART. 45. — Le médecin sanitaire maritime, ou, à son défaut, le capitaine, s'oppose à l'embarquement des malades ou des personnes suspectes de maladie pestilentielle, ainsi que des convalescents de même maladie dont la guérison ne remonte pas à quinze jours au moins.

Le linge sale est refusé ou désinfecté.

Art. 46. — Seuls les compartiments de la cale dont l'ouverture est indispensable au chargement, au déchargement ou à des opérations d'assainissement, sont ouverts.

Art. 47. — Si pendant le séjour dans le port une affection pestilentielle se montre à bord du navire, les malades chez lesquels les premiers symptômes ont été dûment constatés sont, chaque fois qu'il est possible, dirigés sur le lazaret, ou, à son défaut, sur l'hôpital, et tous les effets, les objets de literie qui leur ont servi sont détruits ou désinfectés.

TITRE VII

Mesures sanitaires à l'arrivée

Art. 48. — Tout navire qui arrive dans un port de France ou d'Algérie doit, avant toute communication, être *reconnu* par l'autorité sanitaire.

Cette opération obligatoire a pour objet de constater la provenance du navire et les conditions sanitaires dans lesquelles il se présente.

Elle consiste en un interrogatoire dont la formule est arrêtée par le ministre de l'intérieur après avis du Comité de direction des services de l'hygiène, et dans la présentation, s'il y a lieu, d'une patente de santé.

Réduite à un examen sommaire pour les navires notoirement exempts de suspicion, elle constitue la *reconnaissance proprement dite*; dans les cas qui exigent un examen plus approfondi, elle prend le nom d'*arraisonnement*.

L'arraisonnement peut avoir pour conséquence, lorsque l'autorité sanitaire le juge nécessaire, l'*inspection sanitaire*, comprenant, s'il y a lieu, la *visite médicale* des passagers et de l'équipage.

Art. 49. — Les opérations de reconnaissance et d'arraisonnement sont effectuées sans délai.

Elles sont pratiquées même de nuit toutes les fois que

les circonstances le permettent. Cependant, s'il y a suspicion sur la provenance ou sur les conditions sanitaires du navire, l'arraisonnement et l'inspection sanitaire ne peuvent avoir lieu que de jour.

Art. 50. — Les résultats soit de la reconnaissance, soit de l'arraisonnement, sont relevés par écrit et consignés simultanément sur le registre médical et le livre de bord, et sur un registre spécial tenu par l'autorité sanitaire du port.

Art. 51. — Les bateaux de la douane, les bateaux des ponts et chaussées affectés au service des ports de commerce, des phares et balises, les bateaux-pilote, les garde-pêche, les bateaux qui font la petite pêche sur les côtes de France ou d'Algérie ou sur la partie des côtes de Tunisie qui s'étend du cap Nègre à la frontière algérienne, et en général tous ceux qui s'écartent peu du rivage et qui peuvent être reconnus au simple examen, sont, à moins de circonstance exceptionnelle dont l'autorité sanitaire est juge, dispensés de la reconnaissance.

Art. 52. — Tout capitaine arrivant dans un port français est tenu de :

1º Empêcher toute communication, tout déchargement de son navire avant que celui-ci ait été reconnu et admis à la libre pratique ;

2º Produire aux autorités chargées de la police sanitaire tous les papiers du bord ; répondre, après avoir prêté serment de dire la vérité, à l'interrogatoire sanitaire, et déclarer tous les faits, donner tous les renseignements venus à sa connaissance et pouvant intéresser la santé publique ;

3º Se conformer aux règles de la police sanitaire, ainsi qu'aux ordres qui lui sont donnés par lesdites autorités.

Art. 53. — Les gens de l'équipage et les passagers peuvent, lorsque l'autorité sanitaire le juge nécessaire, être soumis à de semblables interrogatoires et obligés, sous serment, à de semblables déclarations.

Art. 54. — Les navires dispensés de produire une patente de santé ou munis d'une patente de santé *nette* sont admis immédiatement à la libre pratique, après la reconnaissance ou l'arraisonnement, sauf dans les cas mentionnés ci-après :

a. Lorsque le navire a eu à bord, pendant la traversée, des accidents, certains ou suspects, de choléra, de fièvre jaune ou de peste, ou d'une maladie grave, transmissible et importable ;

b. Lorsque le navire a eu en mer des communications de nature suspecte ;

c. Lorsqu'il présente, à l'arrivée, des conditions hygiéniques dangereuses ;

d. Lorsque l'autorité sanitaire a des motifs légitimes de contester la sincérité de la teneur de la patente de santé ;

e. Lorsque le navire provient d'un port qui entretient des relations libres avec une circonscription voisine contaminée ;

f. Lorsque le navire, provenant d'une circonscription où régnait peu auparavant une maladie pestilentielle, a quitté cette circonscription avant qu'elle ait cessé d'être considérée comme contaminée ;

Dans ces différents cas, le navire, bien que muni d'une patente nette, peut être assujetti aux mêmes mesures que s'il avait une patente brute.

Art. 55. — Tout navire arrivant avec une patente brute est soumis au régime sanitaire déterminé ci-après.

Ce régime diffère selon que le navire est *indemne*, *suspect* ou *infecté*.

Art. 56. — Est considéré comme *indemne*, bien que venant d'une circonscription contaminée, le navire qui n'a eu ni décès ni cas de maladie pestilentielle à bord, soit avant le départ, soit pendant la traversée, soit au moment de l'arrivée.

Est considéré comme *suspect* le navire à bord duquel il y a eu un ou plusieurs cas, confirmés ou suspects, au moment du départ ou pendant la traversée, mais aucun cas nouveau de choléra depuis *sept* jours, de fièvre jaune ou de peste depuis *neuf* jours.

Est considéré comme *infecté* le navire qui présente à bord un ou plusieurs cas, confirmés ou suspects, d'une maladie pestilentielle, ou qui en a présenté pour le choléra depuis moins de sept jours, pour la fièvre jaune et la peste depuis moins de neuf jours.

Art. 57. — Le navire *indemne* est soumis au régime suivant :

1° Visite médicale des passagers et de l'équipage ;

2° Désinfection du linge sale, des effets à usage, des objets de literie, ainsi que de tous autres objets ou bagages que l'autorité sanitaire du port considère comme contaminés.

Si le navire a quitté la circonscription contaminée depuis plus de cinq jours en cas de choléra, depuis plus de sept jours en cas de fièvre jaune et de peste, les mesures ci-dessus sont immédiatement prises et le navire est admis à la libre pratique.

Si le navire a quitté depuis moins de cinq jours une circonscription contaminée de choléra, il est délivré à chaque passager un passeport sanitaire indiquant la *date du jour où le navire a quitté le port contaminé*, le nom du passager et celui de la commune dans laquelle il déclare se rendre. L'autorité sanitaire donne en même temps avis du départ du passager au maire de cette commune et appelle son attention sur la nécessité de surveiller ledit passager au point de vue sanitaire jusqu'à l'expiration des cinq jours à dater du départ du navire (*surveillance sanitaire*).

L'équipage est soumis à la même surveillance sanitaire.

Si la circonscription quittée par le navire depuis moins de sept jours était contaminée de fièvre jaune ou de peste, les mêmes précautions sont prises, sauf les modifications suivantes :

1° Le délai de surveillance est porté à sept jours ;

2° Le déchargement des marchandises n'est commencé qu'après le débarquement de tous les passagers ;

3° L'autorité sanitaire peut ordonner la désinfection de tout ou partie du navire ; mais cette désinfection n'est faite qu'après le débarquement des passagers (1).

(1) Actuellement on désinfecte par l'acide sulfureux, afin d'y dé-

Dans tous les cas, l'eau potable du bord est renouvelée et les eaux de cale sont évacuées après désinfection.

ART. 58. — Le navire *suspect* est soumis au régime suivant :

1° Visite médicale des passagers et de l'équipage ;

2° Désinfection du linge sale, des effets à usage, des objets de literie, ainsi que de tous autres objets ou bagages que l'autorité sanitaire du port considère comme contaminés.

Les passagers sont débarqués aussitôt après l'accomplissement de ces opérations. Il est délivré à chacun d'eux un passeport sanitaire indiquant *la date de l'arrivée du navire*, le nom du passager et celui de la commune dans laquelle il déclare se rendre. L'autorité sanitaire donne en même temps avis du départ du passager au maire de cette commune et appelle son attention sur la nécessité de surveiller ledit passager au point de vue sanitaire jusqu'à l'expiration d'un délai de cinq jours à partir de l'arrivée du navire.

L'équipage est soumis à la même surveillance sanitaire.

L'eau potable du bord est renouvelée et les eaux de cale sont évacuées après désinfection.

Si la maladie qui s'est manifestée à bord est le choléra et si la désinfection du navire ou de la partie du navire contaminée n'a pas été faite conformément aux prescriptions du titre V, ou si l'autorité sanitaire juge que la désinfection n'a pas été suffisante, il est procédé à cette opération aussitôt après le débarquement des passagers.

Si la maladie qui s'est manifestée à bord est la fièvre jaune ou la peste, le déchargement des marchandises n'est commencé qu'après le débarquement de tous les passagers ; la désinfection du navire est obligatoire et n'a lieu qu'après le débarquement des passagers et le déchargement des marchandises.

ART. 59. — Le navire *infecté* est soumis au régime suivant :

truire les rats, la cale de tout navire *indemne* provenant d'une circonscription contaminée par la peste (PROUST).

1° Les malades sont immédiatement débarqués et isolés jusqu'à leur guérison ;

2° Les autres personnes sont ensuite débarquées aussi rapidement que possible et soumises à une *observation* dont la durée varie selon l'état sanitaire du navire et selon la date du dernier cas. La durée de cette observation ne pourra dépasser *cinq* jours pour le choléra et *sept* jours pour la fièvre jaune et la peste après le débarquement, ou après le dernier cas survenu parmi les personnes débar-. quées : celles-ci sont divisées par groupes aussi peu nombreux que possible, de façon que, si des accidents se montraient dans un groupe, la durée de l'isolement ne fût pas augmentée pour tous les passagers ;

3° Le linge sale, les effets à usage, les objets de literie, ainsi que tous autres objets ou bagages que l'autorité sanitaire du port considère comme contaminés, sont désinfectés ;

4° L'eau potable du bord est renouvelée. Les eaux de cale sont évacuées après désinfection ;

5° Il est procédé à la désinfection du navire ou de la partie du navire contaminée après le débarquement des passagers et, s'il y a lieu, le déchargement des marchandises.

Si la maladie qui s'est manifestée à bord est la fièvre jaune ou la peste, le déchargement des marchandises n'est commencé qu'après le débarquement de tous les passagers, et la désinfection du navire n'est opérée qu'après le déchargement.

ART. 60. — Dans tous les cas, les personnes qui ont été chargées de la désinfection totale ou partielle du navire, qui ont procédé avant ou pendant la désinfection totale du navire au déchargement et à la désinfection des marchandises, ou qui sont restées à bord pendant l'accomplissement de ces opérations sont isolées pendant un délai que fixe l'autorité sanitaire et qui ne peut dépasser, à partir de la fin des dites opérations, cinq jours pour les navires en patente brute de choléra, sept jours pour les navires en patente brute de fièvre jaune ou de peste.

Le navire est soumis à l'isolement jusqu'à ce que les opérations de déchargement et de désinfection pratiquées à bord soient terminées.

Art. 61. — En France, du 1er novembre au 20 février, si le navire provient d'une circonscription contaminée de fièvre jaune, qu'il soit indemne, suspect ou infecté, on se contentera de la visite médicale des passagers, de la désinfection du linge sale, des effets à usage, objets de literie et autres objets ou bagages suspects, et de la désinfection du navire ou de la partie du navire que l'autorité sanitaire jugerait contaminée.

S'il y a à bord des malades atteints de fièvre jaune, ils sont immédiatement débarqués et isolés jusqu'à leur guérison ; les autres passagers et l'équipage sont soumis à la *surveillance sanitaire* (prévue par l'article 57) pendant sept jours.

Art. 62. — Les mesures concernant les navires soit indemnes, soit suspects, soit infectés, peuvent être atténuées par l'autorité sanitaire du port s'il y a à bord un médecin sanitaire maritime et une étuve à désinfecter remplissant les conditions de sécurité et d'efficacité prescrites par le Comité consultatif d'hygiène publique de France, et si le médecin certifie que les mesures de désinfection et d'assainissement ont été convenablement pratiquées pendant la traversée.

Art. 63. — Les mesures prescrites par l'autorité sanitaire du port sont notifiées sans retard et par écrit au capitaine, sous réserve des modifications que des circonstances ultérieures pourraient rendre nécessaires.

Art. 64. — Tout navire soumis à l'isolement est tenu à l'écart, dans un poste déterminé et surveillé par un nombre suffisant de gardes de santé.

Art. 65. — Un navire infecté qui ne fait qu'une simple escale sans prendre pratique ou qui ne veut pas se soumettre aux obligations imposées par l'autorité du port est libre de reprendre la mer. Dans ce cas, la patente de santé lui est rendue avec un *visa* mentionnant les conditions dans lesquelles il part. Il peut être autorisé à débarquer ses marchandises, après que les précautions nécessaires ont été prises.

Il peut également être autorisé à débarquer les passagers qui en feraient la demande, à la condition que ceux-ci se soumettent aux mesures prescrites pour les navires infectés.

Art. 66. — Lorsqu'un navire infecté se présente dans un port sans lazaret, il est envoyé au lazaret le plus voisin.

Toutefois, si le port possède une station sanitaire, ce navire peut y débarquer ses malades et ses suspects et y recevoir les secours dont il aurait besoin.

Il peut même être dispensé exceptionnellement de se rendre dans un lazaret si la station sanitaire dispose de moyens suffisants pour assurer l'isolement et la désinfection prescrits en pareille circonstance. Dans ce cas l'autorité sanitaire avise immédiatement soit le ministre de l'intérieur, soit le gouverneur général de l'Algérie, de la décision qu'elle a prise.

Art. 67. — Un navire étranger, à destination étrangère, qui se présente en état de patente brute dans un port à lazaret pour y être soumis à l'isolement, peut, s'il doit ne pas en résulter un danger pour les autres personnes déjà isolées, être admis à débarquer ses passagers au lazaret et être invité à continuer sa route pour sa plus prochaine destination, après avoir reçu tous les secours nécessaires.

S'il y a des cas de maladie pestilentielle à bord, les malades sont, autant que possible, débarqués à l'infirmerie du lazaret.

Art. 68. — Les navires chargés d'émigrants, de pèlerins, de corps de troupe, et en général tous les navires jugés dangereux par une agglomération d'hommes dans de mauvaises conditions, peuvent, en tout temps, être l'objet de précautions spéciales que détermine l'autorité sanitaire du port d'arrivée, après avis du conseil sanitaire s'il en existe, sauf à en référer sans délai soit au ministre de l'intérieur, soit au gouverneur général de l'Algérie.

Art. 69. — Outre les diverses mesures spécifiées dans les articles qui précèdent, l'autorité sanitaire d'un port a le devoir, en présence d'un danger imminent et en dehors de toute prévision, de prescrire provisoirement telles mesures qu'elle juge indispensables pour garantir la santé publique, sauf à en référer dans le plus bref délai soit au ministre de l'intérieur, soit au gouverneur général de l'Algérie.

TITRE VIII

Marchandises : importation ; transit ; prohibition ; désinfection.

Art. 70. — Sauf les exceptions ci-après, les marchandises et objets de toute sorte arrivant sur un navire qui a patente nette et qui n'est dans aucun des cas prévus par l'article 54, sont admis immédiatement à la libre pratique.

Art. 71. — Les peaux brutes, fraîches ou sèches, les crins bruts et en général tous les débris d'animaux peuvent, même en cas de patente nette, être l'objet de mesures de désinfection que détermine l'autorité sanitaire.

Lorsqu'il y a à bord des matières organiques susceptibles de transmettre des maladies contagieuses, s'il y a impossibilité de les désinfecter et danger de leur donner libre pratique, l'autorité sanitaire en ordonne la destruction, après avoir constaté par procès-verbal, conformément à l'article 5 de la loi du 3 mars 1822, la nécessité de la mesure et avoir consigné sur ledit procès-verbal les observations du propriétaire ou de son représentant.

Art. 72. — La désinfection est dans tous les cas obligatoire :

1° Pour les linges de corps, hardes et vêtements portés (effets à usage) et les objets de literie ayant servi, transportés comme marchandises ;

2° Pour les vieux tapis ;

3° Pour les chiffons et les drilles, à moins qu'ils ne rentrent dans les catégories suivantes qui sont admises en libre pratique :

a. Chiffons comprimés par la force hydraulique, transportés comme marchandises en gros, par ballots cerclés de fer, à moins que l'autorité sanitaire n'ait des raisons légitimes pour les considérer comme contaminés ;

b. Déchets neufs, provenant directement d'ateliers de filature, de tissage, de confection ou de blanchiment ; laines artificielles et rognures de papier neuf (1).

Art. 73. — Les marchandises débarquées de navires munis de patente brute peuvent être considérées comme contaminées et à ce titre l'autorité sanitaire peut en prescrire la désinfection soit au lazaret, soit sur des allèges.

Art. 74. — Les marchandises en provenance de pays contaminés sont admises au transit sans désinfection si elles sont pourvues d'une enveloppe prévenant tout danger de transmission.

Art. 75. — Les lettres et correspondances, imprimés, livres, journaux, papiers d'affaires (non compris les colis postaux) ne sont soumis à aucune restriction ni désinfection.

Art. 76. — Les animaux vivants autres que les bestiaux ou ceux visés par la loi du 21 juillet 1881 sur la police sanitaire des animaux domestiques, peuvent être l'objet de mesures de désinfection.

Des certificats d'origine peuvent être exigés pour les animaux embarqués sur navire provenant d'un port au voisinage duquel règne une épizootie.

Des certificats analogues peuvent être délivrés pour des animaux embarqués en France ou en Algérie.

Lorsque des cuirs verts, ou des débris frais d'animaux sont expédiés de France ou d'Algérie à l'étranger, ils peuvent, à la demande de l'expéditeur, être l'objet de certificats d'origine délivrés d'après la déclaration d'un vétérinaire assermenté.

---

(1) Ces paragraphes *a* et *b* devraient bien être modifiés, après l'alerte survenue à Marseille au mois de septembre 1903 : la désinfection des objets visés semble s'imposer.

TITRE IX

Stations sanitaires et lazarets.

ART. 77. — Le service sanitaire comprend des *stations sanitaires* et des *lazarets* répartis dans les ports, après avis du Comité de direction des services de l'hygiène, suivant décision soit du ministre de l'intérieur, soit du gouverneur général de l'Algérie.

ART. 78. — La station sanitaire comporte :

1° Des locaux séparés (tentes ou bâtiments) destinés au traitement des malades et à l'isolement des suspects ;

2° Une étuve à désinfection remplissant les conditions de sécurité et d'efficacité prescrites par le Comité consultatif d'hygiène publique de France ;

3° Des appareils reconnus efficaces pour les désinfections qui ne peuvent être faites au moyen de l'étuve, notamment pour les tentes et, à leur défaut, pour les bâtiments où est pratiqué l'isolement des malades et des suspects.

Le service sanitaire et l'administration hospitalière se concertent pour l'usage commun des locaux et des appareils et pour l'emploi commun du personnel de service.

ART. 79. — Le lazaret est un établissement permanent disposé de manière à permettre l'application de toutes les mesures commandées par le débarquement et l'isolement des passagers, la désinfection des marchandises et celle du navire.

ART. 80. — La distribution intérieure du lazaret est telle que les personnes et les choses appartenant à des isolements de dates différentes puissent être séparées.

Deux corps de bâtiments, isolés et à distance convenable, sont affectés l'un aux malades, l'autre aux suspects.

ART. 81. — Des parloirs sont disposés pour les visites avec les précautions nécessaires pour éviter la contamination.

ART. 82. — Des magasins distincts sont affectés, d'une

part, aux marchandises et objets à purifier et, d'autre part, aux marchandises et objets purifiés.

Art. 83. — Le lazaret possède nécessairement une ou plusieurs étuves à désinfection remplissant les conditions de sécurité et d'efficacité prescrites par le Comité consultatif d'hygiène publique de France et les autres appareils reconnus efficaces pour les désinfections qui ne peuvent être faites au moyen de l'étuve.

Art. 84. — Le lazaret est pourvu :

1° D'eau saine à l'abri de toute souillure, en quantité suffisante ;

2° D'un système d'évacuation sans stagnation possible des matières usées. Si un tel système est impraticable, les évacuations sont faites au moyen de tinettes mobiles placées dans une fosse étanche. Ces tinettes renferment en tout temps une substance désinfectante. Elles sont vidées au loin le plus souvent possible et en tout cas après l'expiration de chaque période d'isolement.

Art. 85. — Un médecin est attaché au lazaret : il est chargé notamment de visiter les personnes isolées, de les soigner le cas échéant et de constater leur état de santé à l'expiration de la durée de l'isolement.

Art. 86. — Les malades reçoivent dans le lazaret les secours religieux et les soins médicaux qu'ils trouveraient dans un établissement hospitalier ordinaire.

Les personnes venues du dehors pour les visiter ou leur donner des soins sont, en cas de compromission, isolées.

Chaque malade a la faculté, sous la même condition, de se faire traiter par un médecin de son choix et de se faire assister par des gardes-malades de l'extérieur.

Art. 87. — Les soins et les visites du médecin du lazaret sont gratis.

Art. 88. — Les frais de traitement et de médicaments sont à la charge des personnes isolées et le décompte en est fait suivant le tarif qui est approuvé annuellement, après avis du Comité de direction des services de l'hygiène, soit par le ministre de l'intérieur, soit par le gouverneur général de l'Algérie.

ART. 89. — Les frais de nourriture sont à la charge des personnes isolées et le décompte en est fait suivant un tarif approuvé annuellement par le préfet du département.

ART. 90. — Pour les émigrants, les pèlerins, qui voyagent en vertu d'un contrat, les frais de traitement et de nourriture au lazaret sont à la charge de l'armement; pour les militaires et les marins, ces frais incombent à l'autorité dont ils relèvent.

ART. 91. — Les indigents ne rentrant pas dans la catégorie définie à l'article 89 sont traités et nourris gratuitement.

ART. 92. — Les personnes isolées ont en outre à supporter les droits sanitaires définis au titre X.

ART. 93. — Les règlements locaux prévus par l'article 132 déterminent les limites de la station sanitaire, du lazaret et des autres lieux réservés dont il est fait mention dans les articles 17, 18 et 19 de la loi du 3 mars 1822.

Ils déterminent également la zone affectée à l'isolement des navires.

TITRE X

Droits sanitaires.

ART. 94. — Les droits sanitaires sont :

a. **Droit de reconnaissance à l'arrivée**, savoir :

Navires naviguant au cabotage français (l'Algérie comprise) d'une mer à l'autre, par tonneau. . . 0 fr. 05

Navires naviguant au cabotage international, par tonneau 0 10

Navires naviguant au long cours, par tonneau 0 15

Navires faisant un service régulier d'un port européen dans un port de la Manche ou de l'Océan, par tonneau. 0 05

Navires venant d'un port étranger dans un port français de la Méditerranée, si la durée habituelle et totale de la navigation n'excède pas douze heures, par tonneau. 0 05

Les navires appartenant à ces deux dernières catégories pourront contracter des abonnements de six mois ou d'un an. L'abonnement sera calculé à raison de 0 fr. 50 par tonneau et par an, quel que soit le nombre des voyages.

Navires à vapeur faisant escale sur les côtes de France pour prendre ou laisser des voyageurs :

S'ils viennent d'un port européen :

Par voyageur embarqué ou débarqué . . 0 fr. 50

Par tonneau de marchandises débarquées jusqu'à concurrence de 3 tonneaux. . . 0   10

S'ils viennent d'un port situé hors d'Europe :

Par voyageur embarqué ou débarqué . . 1   »

Par tonneau de marchandises débarquées jusqu'à concurrence de 3 tonneaux. . . 0   15

b. **Droit de station,** payable par les navires soumis à l'isolement, par jour et par tonneau . . . . 0 fr. 03

c. **Droits de séjour dans les stations sanitaires et lazarets,** par jour et par personne :

1re classe. . . . . 2 fr.   »

2e   — 1   »

3e   — . . . . »   50

d. **Droit de désinfection :**

1° *Désinfection du linge sale, des effets à usage, des objets de literie du bord et de tous les autres objets ou bagages considérés comme contaminés :*

Par voyageur débarqué, 1re classe. . . . 1 fr.   »

—   2e   — . . . »   50

—   3e   — . . . »   25

Par homme de l'équipage (état-major compris). . . . . »   25

2° *Désinfection des marchandises :*

Désinfection pratiquée à bord des navires, par tonneau de jauge. . . . . »   05

Marchandises débarquées pour être désinfectées :

Marchandises emballées, par 100 kilog. »   50

Cuirs, les 100 pièces. . . . . »   »
Petites peaux non emballées, les 100 pièces. »   50

3° Désinfection des chiffons et des drilles :
Par 100 kilogrammes . . . . »   50

4° Désinfection du navire ou de la partie du navire contaminée :
Pour le navire entier : par tonneau de jauge . . . . »   02

Si la désinfection ne porte que sur la partie du navire contaminée, le droit est réduit de moitié.

Les droits de désinfection déterminés par les paragraphes 1, 2 et 4 ci-dessus peuvent être réduits de moitié pour le navire qui, ayant à bord un médecin sanitaire nommé ou agréé par le gouvernement du pays auquel appartient le navire et une étuve à désinfection dont la sécurité et l'efficacité ont été constatées, justifierait que toutes les mesures d'assainissement et de désinfection ont été régulièrement appliquées au cours de la traversée, conformément aux prescriptions du titre V.

Tous les droits sanitaires sont à la charge de l'armement. Les frais résultant soit des manipulations, main-d'œuvre et transport, soit de l'emploi des désinfectants chimiques, sont également à la charge de l'armement. S'il s'agit de chiffons et de drilles, la dépense est, suivant l'usage, au compte de la marchandise.

Art. 95. — Les navires naviguant en cabotage français (l'Algérie comprise) dans la même mer sont exemptés du droit de reconnaissance.

Art. 96. — Les navires qui, au cours d'une même opération, entrent successivement dans plusieurs ports situés sur la même mer, ne payent le droit de reconnaissance qu'une seule fois au port de première arrivée.

Art. 97. — Les militaires et marins, les enfants au-dessous de sept ans, les indigents embarqués aux frais du gouvernement ou d'office par les consuls sont dispensés des droits sanitaires.

Art. 98. — Les droits sanitaires applicables aux émigrants ou aux pèlerins voyageant en vertu d'un contrat sont à la charge de l'armement.

Art. 99. — Sont exemptés de tous les droits sanitaires déterminés par les articles précédents :

1º Les bâtiments de guerre et les bateaux appartenant aux divers services de l'État ;

2º Les bâtiments en relâche forcée, pourvu qu'ils ne donnent lieu à aucune opération sanitaire et qu'ils ne se livrent dans le port à aucune opération de commerce ;

3º Les bateaux de pêche français ou étrangers, y compris les transports rapportant le poisson dans les ports français, pourvu que ces différents bateaux ne fassent pas d'opérations de commerce dans les ports de relâche ;

4º Les bâtiments allant faire des essais en mer, sans se livrer à des opérations de commerce.

Art. 100. — La perception des droits sanitaires est confiée au service des douanes.

TITRE XI

Autorités sanitaires.

Art. 101. — La police sanitaire du littoral est exercée par des agents relevant directement du ministre de l'intérieur pour la France et du gouverneur général pour l'Algérie.

Art. 102. — Le littoral est divisé en circonscriptions sanitaires.

Chaque circonscription est subdivisée en agences (agences principales et agences ordinaires).

Le nombre et l'étendue des circonscriptions et des agences sont déterminés par décision du ministre de l'intérieur après avis du Comité de direction des services de l'hygiène.

Pour l'Algérie les circonscriptions sont déterminées, après avis du Comité de direction, par le gouverneur général : la répartition des agences est faite par le gouverneur.

Art. 103. — A la tête de chaque circonscription est placé un *directeur de la santé*, nommé, après avis du Comité de direction des services de l'hygiène, en France par le ministre de l'intérieur, en Algérie par le gouverneur général.

Le directeur de la santé est docteur en médecine.

Il a sous ses ordres des agents principaux, des agents ordinaires et des sous-agents échelonnés sur le littoral.

Les agents principaux remplissent les fonctions de chefs de service dans les départements où ne réside pas de directeur de la santé.

Une direction de santé comporte, en outre, un personnel d'officiers, d'employés et de gardes dont les cadres sont fixés, suivant les besoins du service, par décision soit du ministre de l'intérieur, soit du gouverneur général de l'Algérie : elle peut comprendre un ou plusieurs médecins, docteurs en médecine, qui prennent le titre de *médecins de la santé*.

Les médecins de la santé et les médecins attachés aux lazarets sont nommés en France par le ministre, en Algérie par le gouverneur général.

Art. 104. — Le directeur de la santé est chargé d'assurer dans sa circonscription l'application des règlements et instructions sur la police sanitaire maritime.

Il délivre ou vise les patentes de santé pour le port de sa résidence.

Art. 105. — Le directeur de la santé demande et reçoit directement les ordres soit du ministre de l'intérieur, soit du gouverneur général de l'Algérie, pour toutes les questions qui intéressent la santé publique.

Art. 106. — Le directeur de la santé doit se tenir constamment et exactement renseigné sur l'état sanitaire de sa circonscription et des pays étrangers avec lesquels celle-ci est en relations.

Art. 107. — En cas de circonstance menaçante et imprévue, le directeur de la santé peut prendre d'urgence telle mesure qu'il juge propre à garantir la santé publique, sous réserve d'en référer immédiatement soit au ministre de l'intérieur, soit au gouverneur général de l'Algérie.

Art. 108. — Les directeurs de la santé doivent se communiquer directement toutes les informations sanitaires qui peuvent intéresser leur service.

Art. 109. — Le directeur de la santé adresse chaque mois au moins, soit au ministre de l'intérieur, soit au gouverneur général de l'Algérie, un rapport faisant connaître l'état sanitaire des ports de sa circonscription, et résumant les diverses informations relatives à la santé publique dans les pays étrangers en relations avec ces ports, ainsi que les mesures sanitaires auxquelles auraient été soumises les provenances desdits pays. Ce rapport est accompagné d'un état des navires ayant motivé l'application de mesures spéciales. Pour les ports de l'Algérie, copies des rapports et états sont adressées au ministre de l'intérieur par le gouverneur général.

Le directeur de la santé avertit immédiatement soit le ministre, soit le gouverneur général, de tout fait grave intéressant la santé publique de sa circonscription ou des pays étrangers en relations avec celle-ci.

Art. 110. — Les agents principaux et agents ordinaires, chacun pour la partie du littoral dont la surveillance lui est confiée, assurent, suivant les instructions et sous le contrôle des directeurs de la santé, l'application des règlements sanitaires.

A cet effet, ils reconnaissent l'état sanitaire des provenances, et leur donnent la libre pratique, s'il y a lieu. Ils font exécuter les règlements ou décisions qui déterminent les mesures d'isolement et les précautions particulières auxquelles les navires infectés ou suspects sont soumis. Ils s'opposent, par tous les moyens en leur pouvoir, aux infractions aux règlements sanitaires et constatent les contraventions par procès-verbal. Dans les cas urgents et imprévus, ils pourvoient aux dispositions provisoires qu'exige la santé publique, sauf à en référer immédiatement et directement au directeur de la santé de leur circonscription. Ils délivrent ou visent les patentes de santé pour les ports dans lesquels ils résident.

Art. 111. — En vertu des articles 12 et 13 de la loi du 3 mars 1822, les directeurs de la santé et les agents principaux et ordinaires ont droit de requérir pour le service qui leur est confié le concours non seulement de la force publique, mais encore, dans les cas d'urgence, des officiers et employés des douanes et des contributions indirectes, des officiers et maîtres de ports, des gardes forestiers et au besoin de tout citoyen.

Ces réquisitions ne peuvent d'ailleurs enlever à leurs fonctions habituelles des individus chargés d'un service public, à moins que le danger ne soit assez pressant au point de vue sanitaire pour exiger momentanément le sacrifice de tout autre intérêt.

Art. 112. — Les agents ordinaires du service sanitaire sont choisis, autant que possible, parmi les agents du service des douanes ; ils reçoivent une indemnité.

Le taux des indemnités est fixé par décision soit du ministre de l'intérieur, soit du gouverneur général de l'Algérie.

Art. 113. — Les agents principaux, les capitaines de lazarets et les capitaines de la santé sont nommés soit par le ministre de l'intérieur, soit par le gouverneur général de l'Algérie. Si les candidats appartiennent au service des douanes, leur nomination a lieu sur la désignation du directeur général de cette administration.

Art. 114. — Les agents, sous-agents et autres employés du service sanitaire sont nommés par le préfet, sur la présentation du directeur de la santé ou de l'agent principal, et après entente avec le directeur des douanes, si l'agent désigné appartient à ce service.

Ces nominations ne peuvent avoir lieu que sous réserve des dispositions législatives ou réglementaires concernant les emplois affectés aux sous-officiers rengagés ou aux anciens militaires gradés. A cet effet, aucune désignation n'est faite par les préfets sans qu'il en ait été préalablement référé soit au ministre de l'intérieur, soit au gouverneur général de l'Algérie.

TITRE XII

Conseils sanitaires.

Art. 115. — Le ministre de l'intérieur pour la France et le gouverneur général pour l'Algérie déterminent, après avis du Comité de direction des services de l'hygiène, les ports dans lesquels est institué un conseil sanitaire.

Il en existe au moins un par circonscription sanitaire.

Art. 116. — Le conseil sanitaire est nécessairement consulté par l'administration :

Sur le règlement local du port où il est institué ;

Sur l'organisation de la station sanitaire ou du lazaret existant dans ce port ;

Sur les traités à passer, le cas échéant, avec les administrations hospitalières ;

Sur les plans et devis des bâtiments à construire.

Il donne son avis sur toutes les questions qui lui sont soumises par l'administration ou sur lesquelles il croit devoir appeler son attention dans l'intérêt du port.

Art. 117. — Le conseil sanitaire est composé de la manière suivante :

1º Le préfet ou le secrétaire général, le sous-préfet, ou, à leur défaut, un conseiller de préfecture délégué par le préfet ;

2º Le directeur de la santé, l'agent principal ou l'agent ordinaire du service sanitaire en résidence dans le port ;

3º Le maire ;

4º Le professeur d'hygiène soit de la faculté de médecine, soit de l'école de médecine de plein exercice, soit, à leur défaut, de l'école de médecine navale, situées dans le département ;

5º Le médecin des épidémies de l'arrondissement ;

6º Le médecin militaire du grade le plus élevé ou le plus ancien dans le grade le plus élevé, en résidence dans le port ;

7º Dans les ports de commerce le chef du service de la

marine ou, à son défaut, le commissaire de l'inscription maritime et dans les ports militaires le préfet maritime ou son délégué et le médecin le plus élevé en grade du service de santé de la marine ;

8° L'agent le plus élevé en grade du service des douanes ;

9° L'ingénieur en chef ou, à son défaut, l'ingénieur ordinaire attaché au service maritime du port ;

10° Un membre du conseil municipal élu par le conseil ;

11° Deux membres de la chambre de commerce élus par la chambre, ou, à défaut de chambre de commerce, deux membres du tribunal de commerce élus par le tribunal, ou, à défaut de chambre de commerce et de tribunal de commerce, deux négociants élus par le conseil municipal ;

12° Un membre du conseil d'hygiène publique et de salubrité de l'arrondissement élu par le conseil.

Le préfet ou le sous-préfet est président du conseil sanitaire.

Le conseil nomme un vice-président qui préside en l'absence du préfet ou du sous-préfet.

Art. 118. — Les quatre membres élus du conseil sanitaire sont nommés pour trois ans. Ils sont rééligibles.

Art. 119. — Les préfets et les sous-préfets, présidents des conseils sanitaires, peuvent convoquer aux séances du conseil le consul du pays intéressé aux questions qui y sont mises en délibération.

Dans ce cas, le consul étranger participe aux travaux du conseil avec voix consultative.

Art. 120. — Le conseil sanitaire se réunit sur la convocation du préfet ou du sous-préfet.

En cas d'urgence, la convocation peut être faite, à défaut du président, par le vice-président.

Art. 121. — Il est tenu procès-verbal des séances, dont le compte rendu est immédiatement et directement adressé, par les soins du président, soit au ministre de l'intérieur, soit au gouverneur général de l'Algérie, ainsi qu'au directeur de la circonscription s'il s'agit d'un port autre que celui où réside ce fonctionnaire.

TITRE XIII

Attributions des autorités sanitaires en matière de police judiciaire et d'état civil.

Art. 122. — Les autorités sanitaires qui, en exécution des articles 17 et 18 de la loi du 3 mars 1822, peuvent être appelées à exercer les fonctions d'officier de police judiciaire sont les directeurs de la santé, les agents principaux et ordinaires du service sanitaire, les capitaines de la santé et les capitaines du lazaret.

Art. 123. — A cet effet, ces divers agents prêtent serment, au moment de leur nomination, devant le tribunal civil du port auquel ils sont attachés.

Art. 124. — Les mêmes autorités sanitaires exercent les fonctions d'officier de l'état civil, conformément à l'article 19 de la loi du 3 mars 1822.

Art. 125. — Au cas où il se produirait une infraction pour laquelle l'autorité sanitaire n'est pas exclusivement compétente, celle-ci procède suivant les articles 53 et 54 du Code d'instruction criminelle.

TITRE XIV

Recouvrement des amendes.

Art. 126. — En cas de contravention à la loi du 3 mars 1822 dans un port, rade ou mouillage de France ou d'Algérie, le navire est provisoirement retenu et le procès-verbal est immédiatement porté à la connaissance du capitaine du port ou de toute autre autorité en tenant lieu, qui ajourne la délivrance du billet de sortie jusqu'à ce qu'il ait été satisfait aux prescriptions mentionnées dans l'article suivant.

Art. 127. — L'agent verbalisateur arbitre provisoirement, conformément à un tarif arrêté par le ministre des finances de concert avec le ministre de l'intérieur, le montant de l'amende en principal et décimes, ainsi que les frais du procès-verbal ; il en prescrit la consignation immédiate à la caisse de l'agent chargé de la perception des droits sanitaires, à moins qu'il ne soit présenté à ce comptable une caution solvable.

Celui-ci, en cas d'acquittement, remboursera à l'ayant-droit la somme consignée. Si, au contraire, il y a condamnation, il versera cette somme au percepteur (en Algérie au receveur des contributions diverses) qui aura pris charge de l'extrait de jugement, ou il fera connaître à ce comptable les nom et domicile de la caution présentée.

ART. 128. — Le contrevenant est tenu d'élire domicile dans le département du lieu où la contravention a été constatée ; à défaut par lui d'élection de domicile, toute notification lui est valablement faite à la mairie de la commune où la contravention a été commise.

TITRE XV

Dispositions générales.

ART. 129. — Des médecins sanitaires français sont établis en Orient ; leur nombre, leur résidence et leurs émoluments sont fixés par le ministre de l'intérieur (1).

Ces médecins sont chargés de renseigner les agents du service consulaire français, l'administration supérieure et, en cas d'urgence, les directeurs de la santé sur l'état sanitaire des pays où ils résident.

ART. 130. — Les agents de la France au dehors doivent

(1) Ces situations sont distinctes de celles qui sont créées par le « Conseil sanitaire maritime et quarantenaire d'Egypte » organisé par un décret khédivial du 19 juin 1893 et un arrêté du même jour, complété par l'arrêté khédivial du 5 novembre 1893. Ces décret et arrêtés sont publiés in-extenso dans le tome XXIII du Recueil des Travaux du comité consultatif d'Hygiène de France. Les demandes et renseignements ressortissent, en France, du Ministère des Affaires Etrangères, direction des Consulats.

se tenir exactement informés de l'état sanitaire du pays où ils résident et adresser au département dont ils relèvent, pour être transmis au ministre de l'intérieur, les renseignements qui importent à la police sanitaire et à la santé publique de la France. S'il y a péril, ils doivent, en même temps, avertir l'autorité française la plus voisine ou la plus à portée des lieux qu'ils jugeraient menacés.

ART. 131. — Les chambres de commerce, les capitaines ou patrons de navires arrivant de l'étranger, les dépositaires de l'autorité publique, soit au dehors, soit au dedans, et généralement toutes les personnes ayant des renseignements de nature à intéresser la santé publique, sont invités à les communiquer aux autorités sanitaires.

ART. 132. — Des règlements locaux, approuvés soit par le ministre de l'intérieur, soit par le gouverneur général de l'Algérie, déterminent pour chaque port, s'il y a lieu, les conditions spéciales de police sanitaire qui lui sont applicables en vue d'assurer l'exécution des règlements généraux.

ART. 133. — Les dépenses du service sanitaire sont réglées annuellement, en prévision, par des budgets spéciaux préparés par les directeurs de la santé pour chacun des départements de leur circonscription et approuvés, sur l'avis des préfets, soit par le ministre de l'intérieur, soit par le gouverneur général de l'Algérie.

Aucune dépense ne peut être ni effectuée ni engagée en dehors de ces budgets sans une autorisation expresse du ministre ou du gouverneur, à moins toutefois qu'il n'y ait urgence. Dans ce cas, il en est référé immédiatement au ministre ou au gouverneur pour faire régulariser la dépense effectuée ou engagée.

Aussitôt après la clôture de l'exercice financier, les directeurs de la santé adressent au ministre ou au gouverneur, par l'intermédiaire des préfets et indépendamment des pièces exigées par les règlements sur la comptabilité, un compte détaillé des dépenses ordinaires ou extraordinaires effectuées au cours de l'exercice dans chacun des départements de leur circonscription.

Art. 134. — Sont abrogés les décrets des 22 février 1876, 25 mai 1878, 15 avril 1879, 26 janvier 1882, 19 décembre 1883, 30 décembre 1884, 29 octobre 1885, 15 décembre 1888, 25 juillet et 19 octobre 1894, 20 et 22 juin 1895 et généralement toutes dispositions réglementaires antérieures qui seraient contraires au présent décret.

Art. 135. — Le ministre de l'intérieur et les ministres : de la justice, des affaires étrangères, des finances, de la guerre, de la marine, des travaux publics, du commerce, de l'industrie, des postes et télégraphes, de l'agriculture, des colonies et le gouverneur général de l'Algérie sont chargés, chacun en ce qui les concerne, de l'exécution du présent décret, qui sera publié au *Journal officiel de la République Française* et inséré au Bulletin des Lois.

Un décret portant règlement de police sanitaire maritime dans les colonies et pays de protectorat a été promulgué le 31 mars 1897. Il est à peu près identique au décret du 4 janvier 1896 n'offrant d'autres variations qu'en ce qui concerne l'adaptation aux pays éloignés (formation des conseils sanitaires, etc.).

MESURES SPÉCIALES ÉDICTÉES
CONTRE LA PESTE

Outre le Décret du 4 Janvier 1896, trois Décrets ont été promulgués contre la propagation de la peste.

1° DÉCRET *du 15 avril 1897, relatif aux mesures sanitaires applicables en France et en Algérie aux provenances des pays contaminés de peste* (Journal officiel, 17 avril).

Le Président de la République,
Vu etc. etc. etc.
Décrète :

Art. 1. — Est interdite jusqu'à nouvel ordre l'importation en France et en Algérie des drilles, des chiffons, des débris frais d'animaux, des onglons, des sabots, venant directement ou indirectement de toute localité où la peste aura été constatée.

Art. 2. — Est interdit également le transit à travers la France ou l'Algérie des objets désignés à l'art. 1er toutes les fois que ce transit donne lieu à un débarquement ou à une manipulation quelconque.

Art. 3. — Seront admis après désinfection, les laines brutes ou manufacturées venant directement de toute localité contaminée de peste, les linges de corps ayant servi ou n'ayant pas servi, les hardes ou vêtements ayant servi ou n'ayant pas servi, les objets de literie ayant servi ou n'ayant pas servi, les cuirs verts et peaux fraîches venant directement ou indirectement de toute localité où la peste a été constatée.

Art. 4. — Aucun navire provenant d'une localité reconnue contaminée de peste ou portant des objets énumérés à l'article 3 ne pourra pénétrer en France et en Algérie que par un des ports suivants : Marseille, Alger, Pauillac, Saint-Nazaire, le Havre et Dunkerque (1).

Art. 5. — Tout colis contenant quelqu'un des objets visés aux articles 1 et 3 du présent décret et provenant d'un des ports de l'océan indien autre que ceux reconnus contaminés de peste, depuis Mascate, y compris les ports du Golfe Persique, jusqu'au cap Comorin, doit être accompagné d'un certificat d'origine visé par un agent consulaire français.

Etc.

2° DÉCRET *du 15 Juin 1899* (modifiant le précédent).

a) Dans l'article 4 du décret de 1897 ou apporte l'addendum suivant «...... et Dunkerque, sauf les navires armés exclusivement en vue du transport des jutes qui pourront pénétrer en France par le port de Boulogne ».

(1) Il est regrettable que La Rochelle ne soit pas visée par l'article 4.

b) L'article 5 s'applique « aux provenances de tous les ports compris entre les bouches du Gange et la mer Rouge y compris Ceylan et les ports du golfe Persique, ainsi qu'aux provenances des ports de la mer Rouge et de l'Egypte situés sur la Méditerranée.

c) Les articles 56, 57, 59 et 60 du décret du 4 Janvier 1896 sont modifiés comme suit :

« Art. 56. Est considéré comme indemne, bien que venant d'une circonscription contaminée, le navire qui n'a eu ni décès ni cas de maladie pestilentielle à bord soit avant le départ, soit pendant la traversée, soit au moment de l'arrivée.

« Est considéré comme suspect le navire à bord duquel il y a eu un ou plusieurs cas confirmés ou suspects, au moment du départ, ou pendant la traversée, mais aucun cas nouveau de choléra depuis sept jours, de fièvre jaune depuis neuf jours ou de peste depuis douze jours.

« Est considéré comme infecté le navire qui présente à bord un ou plusieurs cas confirmés ou suspects d'une maladie pestilentielle ou qui en a présenté pour le choléra depuis moins de sept jours, pour la fièvre jaune depuis moins de neuf jours et pour la peste depuis moins de douze jours.

« Art. 57. — Le navire indemne est soumis au régime suivant :

« 1° Visite médicale des passagers et de l'équipage.

« 2° Désinfection du linge sale, des effets à usage, des objets de literie ainsi que tous autres objets ou bagages que l'autorité sanitaire du port considère comme contaminés.

« Si le navire a quitté la circonscription contaminée depuis plus de cinq jours en cas de choléra, depuis plus de sept jours en cas de fièvre jaune et de dix jours en cas de peste, les mesures ci-dessus sont immédiatement prises et le navire est admis à la libre pratique.

« Si le navire a quitté depuis moins de cinq jours une circonscription contaminée de choléra, il est délivré à chaque passager un passeport sanitaire indiquant la date du jour où le navire a quitté le port contaminé, le nom du passager et celui de la commune où il déclare se rendre. L'autorité sanitaire donne en même temps avis du départ du passager au maire de la commune, et appelle son attention sur la nécessité de surveiller ledit passager, au point de vue sanitaire, jusqu'à l'expiration de cinq jours à dater du départ du navire (surveillance sanitaire).

« L'équipage est soumis à la même surveillance sanitaire.

« Si la circonscription quittée par le navire depuis moins de sept jours était contaminée de fièvre jaune ou depuis moins de dix jours était contaminée de peste, les mêmes précautions sont prises, sauf les modifications suivantes :

« 1° Le délai de surveillance est porté à sept jours en cas de fièvre jaune ou à dix jours en cas de peste.

« Le déchargement des marchandises n'est commencé qu'après le débarquement de tous les passagers.

« 3° L'autorité sanitaire peut ordonner la désinfection de tout ou partie du navire ; mais cette désinfection n'est faite qu'après le débarquement des passagers.

« Dans tous les cas, l'eau potable du bord est renouvelée et les eaux de la cale sont évacuées après désinfection.

« Art. 59. — Le navire infecté est soumis au régime suivant :

« 1° Les malades sont immédiatement débarqués et isolés jusqu'à leur guérison.

« 2° Les autres personnes sont ensuite débarquées aussi rapidement que possible et soumises à une observation dont la durée varie selon l'état sanitaire du navire et selon la date du dernier cas. La durée de cette observation ne pourra dépasser cinq jours pour le choléra, sept jours pour la fièvre jaune et dix jours pour la peste après le débarquement ou après le dernier cas survenu parmi les personnes débarquées ; celles-ci sont divisées par groupes aussi peu nombreux que possible, de façon que si des accidents se montraient dans un groupe, la durée de l'isolement ne fût pas augmentée pour tous les passagers.

« 3° Le linge sale, les effets à usage, les objets de literie, ainsi que tous les autres objets ou bagages que l'autorité sanitaire du port considère comme contaminés, sont désinfectés.

« 4° L'eau potable du bord est renouvelée. Les eaux de cale sont évacuées après désinfection.

« 5° Il est procédé à la désinfection du navire ou de la partie du navire contaminée après le débarquement des passagers et, s'il y a eu lieu, le déchargement des marchandises.

« Si la maladie qui s'est manifestée à bord est la fièvre jaune ou la peste, le déchargement des marchandises n'est commencé qu'après le débarquement de tous les passagers et la désinfection du navire n'est opérée qu'après le déchargement.

« Art. 60. — Dans tous les cas, les personnes qui ont été chargées de la désinfection totale ou partielle du navire, qui ont procédé, avant ou pendant la désinfection du navire, au déchargement et à la désinfection des marchandises ou qui sont restées à bord pendant l'accomplissement de ces opérations, sont isolées pendant un délai que fixe l'autorité sanitaire et qui ne peut dépasser, à partir de la fin des dites opérations, cinq jours pour les navires en patente brute de choléra, sept jours pour les navires en patente brute de fièvre jaune ou dix jours pour les navires en patente brute de peste.

« Le navire est soumis à l'isolement jusqu'à ce que les opérations de déchargement et de désinfection pratiquées à bord soient terminées ».

4. Le président du conseil,.. etc.

3° DÉCRET *du 23 Septembre 1900, fixant les ports où peuvent pénétrer en France et en Algérie les navires provenant des localités contaminées* (Journal officiel, 30 octobre).

Art. 1er. — Les navires provenant des localités reconnues contaminées de peste ou portant des objets énumérés à l'article 3 du Décret du 15 avril 1897 ne peuvent pénétrer en France que par les ports de Dunkerque, le Havre, Saint-Nazaire, Pauillac, Marseille et Alger.

Le ministre de l'intérieur déterminera les autres ports qui pourraient également être ouverts à ces provenances par exception ou sous réserves de conditions spéciales résultant de l'état sanitaire des navires à leur arrivée ou de la nature des chargements.

Art. 2. — L'article 4 du décret du 15 avril 1897 et l'art. 1er du Décret du 15 juin 1897 sont abrogés.

Etc.

CHAPITRE III

Il y avait déjà de nombreuses années que les hygiénistes français se préoccupaient des dangers de l'importation des maladies pestilentielles lorsque fut provoquée *la Conférence sanitaire internationale réunie à Paris en 1851*. Cette conférence n'eut pas de sanction pratique. Elle fut suivie d'une autre conférence à Constantinople en 1866, qui étudia les moyens de lutter efficacement contre le choléra.

Les efforts de *M. le Professeur Proust*, chargé d'une mission sanitaire en Russie et en Perse, donnèrent une nouvelle impulsion à l'étude d'une question présentant un si grave intérêt.

En *1874 à Vienne*, puis à *Rome en 1885*, deux nouvelles conférences tinrent leurs assises sans qu'il pût en résulter de conventions. Ce n'est qu'en *1892 à Venise* que les puissances réunies purent se mettre d'accord pour signer des conventions qui eurent pour but d'étendre considérablement les attributions du Conseil sanitaire d'Alexandrie, qui prit le caractère nettement international. Dès ce moment l'accord était fait, le choléra ne devait plus dépasser les limites du Canal de Suez, et la *Conférence de Dresde* de l'année suivante, *en 1894*, devait arrêter définitivement entre les puissances vraiment civilisées les conventions sanitaires qui font la base de notre législation actuelle.

Le Portugal seul en Europe n'avait pas adhéré et devait expier quelques années plus tard son hésitation incompréhensible (Epidémie de Porto, 1899).

DÉCRET *portant promulgation de la convention conclue à Dresde le 15 avril 1893 entre la France, l'Allemagne, l'Autriche, la Belgique, l'Italie, le Luxembourg, les Pays-Bas, la Russie et la Suisse et du protocole d'adhésion de la Grande Bretagne, en vue de sauvegarder la Santé publique* (Journ. off., 27 mai).

Le Président de la République Française

Etc...

Décrète :

Art. 1. — Une convention destinée à sauvegarder la santé publique en temps d'épidémie cholérique sans apporter d'entraves inutiles aux transactions commerciales et au mouvement des voyageurs, ayant été conclue à Dresde, le 15 avril 1893 entre la France etc... ayant adhéré à cette convention par un protocole dressé à Londres et à Berlin les 13 et 15 juillet 1893, et les ratifications de ces actes ayant été déposées à Berlin le 1er Février 1894, lesdits conventions et protocoles dont la teneur suit recevront leur pleine et entière exécution :

. . . .

I

En ce qui concerne la prophylaxie internationale applicable aux voyageurs et aux marchandises.

Seront appliquées désormais les mesures indiquées et précisées dans l'annexe 1 de la présente convention.

II

En ce qui touche le régime sanitaire de l'embouchure du Danube (bouche de Soulina).

Sont adoptées les dispositions consignées dans l'annexe II.

III

Les pièces ci-annexées ont les mêmes valeurs que si elles étaient incorporées dans la présente convention.

IV

La présente convention aura une durée de cinq ans à partir de la date de ratification. Elle sera renouvelée de 5 en 5 ans par tacite reconduction, sauf dénonciation dans une période de six mois avant l'expiration de ce terme, par l'une des hautes parties contractantes.

La dénonciation ne produira son effet qu'à l'égard du ou des pays qui l'auront notifiée. La convention restera exécutoire pour les autres états. Les hautes parties contractantes se réservent également la faculté de provoquer, par la voie des négociations diplomatiques, les modifications qu'elles jugeraient nécessaires d'introduire dans la convention et ses annexes.

La présente convention sera ratifiée ; les ratifications en seront déposées à Berlin le plus tôt possible et au plus tard dans le délai de six mois à dater du 15 avril 1893.

En foi de quoi etc...

ANNEXES A LA CONVENTION

ANNEXE I

TITRE 1er

Mesures destinées à tenir les gouvernements signataires de la convention au courant de l'état d'une épidémie de choléra, ainsi que des moyens employés pour éviter sa propagation et son importation dans les endroits indemnes.

Modifications et communications ultérieures.

Le gouvernement du pays contaminé doit notifier aux

divers gouvernements l'existence d'un foyer cholérique. Cette mesure est essentielle.

Elle n'aura de valeur réelle que si celui-ci est prévenu lui-même des cas de choléra et des cas douteux survenus sur son territoire. On ne saurait donc trop recommander aux divers gouvernements la déclaration obligatoire des cas de choléra par les médecins.

L'objet de la notification sera l'existence d'un foyer cholérique, l'endroit où il s'est formé, la date du début de ce foyer, le nombre des cas constatés cliniquement, et celui des décès. Les cas restés isolés ne feront pas nécessairement l'objet d'une notification.

La notification sera faite aux agences diplomatiques ou consulaires dans la capitale du pays contaminé. Pour les pays qui n'y sont pas représentés, la notification sera faite directement par télégraphe aux gouvernements étrangers.

Cette première notification sera suivie de communications ultérieures données d'une façon régulière de manière à tenir les gouvernements au courant de la marche de l'épidémie. Ces communications se feront au moins une fois par semaine.

Les renseignements sur le début et sur la marche de la maladie devront être aussi complets que possible. Ils indiqueront plus particulièrement les mesures prises en vue de combattre l'extension de l'épidémie. Ils devront préciser les mesures prophylactiques adoptées relativement :

A l'inspection sanitaire ou à la visite médicale.

A l'isolement,

A la désinfection,

Et les mesures prescrites au point de vue du départ des navires et de l'expropriation des objets susceptibles.

Il est entendu que les pays limitrophes se réservent de faire des arrangements spéciaux en vue d'organiser un service d'informations directes entre les chefs des administrations des frontières.

Le gouvernement de chaque Etat sera tenu de publier immédiatement les mesures qu'il croit devoir prescrire au sujet des provenances d'un pays ou d'une circonscription territoriale contaminée.

Il communiquera aussitôt cette publication à l'agent diplomatique ou consulaire du pays contaminé, résidant dans sa capitale. A défaut d'agent diplomatique ou consulaire dans la capitale, la communication se fera directement au gouvernement du pays intéressé.

Il sera tenu également de faire connaître par les mêmes voies le retrait de ces mesures ou les modifications dont elles seraient l'objet.

TITRE II

Conditions dans lesquelles une circonscription territoriale doit être considérée comme contaminée ou saine.

Est considérée comme contaminée toute circonscription où a été constatée officiellement l'existence d'un foyer de choléra.

N'est plus considérée comme contaminée toute circonscription dans laquelle un foyer a existé, mais où, d'après constatation officielle, il n'y a eu ni décès ni cas de choléra depuis cinq jours, à condition que les mesures de désinfection nécessaires aient été exécutées.

Les mesures préventives seront appliquées au territoire contaminé à partir du moment où le début de l'épidémie aura été officiellement constaté.

Ces mesures cesseront d'être appliquées dès qu'il aura été officiellement constaté que la circonscription est redevenue saine.

Ne sera pas considéré comme donnant lieu à l'application de ces mesures le fait que quelques cas isolés, ne formant pas foyer, se sont manifestés dans une circonscription territoriale.

TITRE III

Nécessité de limiter aux circonscriptions territoriales contaminées les mesures destinées à empêcher la propagation de l'épidémie.

Pour restreindre les mesures aux seules régions atteintes, les gouvernements ne doivent les appliquer qu'aux provenances des circonscriptions contaminées.

Mais cette restriction limitée à la circonscription contaminée ne devra être acceptée qu'à la condition formelle que le gouvernement du pays contaminé prenne les mesures nécessaires pour prévenir l'exportation des objets susceptibles provenant de la circonscription contaminée.

Quand une circonscription est contaminée, aucune mesure restrictive ne sera prise contre les provenances de cette circonscription, si ces provenances l'ont quittée cinq jours au moins avant le début de l'épidémie.

TITRE IV

Marchandises ou objets susceptibles envisagés au point de vue des défenses d'importation ou de transit et de la désinfection.

I. — *Importation et transit.*

Les seuls objets ou marchandises susceptibles qui peuvent être prohibés à l'entrée, sont :

1° Les linges de corps, hardes et vêtements portés (effets à usage) ; la literie ayant servi.

Lorsque ces objets sont transportés comme bagage ou à la suite d'un changement de domicile (effets d'installation), ils sont soumis à un régime spécial ;

2° Les chiffons et drilles.

Ne doivent pas être interdits : *a*) les chiffons comprimés par la force hydraulique, qui sont transportés comme marchandise en gros, par ballots cerclés de fer et portant des marques et des numéros d'origine acceptés par l'autorité du pays de destination ; *b*) les déchets neufs, provenant directement d'ateliers de filature, de tissage, de confections ou de blanchiment ; les laines artificielles (Kunstwolle, Shoddy) et les rognures de papier neuf.

Le transit des marchandises ou objets susceptibles, emballés de telle façon qu'ils ne puissent être manipulés en route, ne doit pas être interdit.

De même, lorsque les marchandises ou objets susceptibles sont transportés de telle façon qu'en cours de route ils n'aient pu être en contact avec des objets souillés, leur transit à travers une circonscription territoriale contaminée ne doit pas être un obstacle à leur entrée dans le pays de destination.

Les marchandises et objets susceptibles ne tomberont pas sous l'application des mesures de prohibition à l'entrée s'il est démontré à l'autorité du pays de destination qu'ils ont été expédiés cinq jours au moins avant le début de l'épidémie.

Il n'est pas admissible que les marchandises puissent être retenues en quarantaine aux frontières de terre. La prohibition pure et simple ou la désinfection sont les seules mesures qui puissent être prises.

II. — *Désinfection*.

Bagages. — La désinfection sera obligatoire pour le linge sale, les hardes, vêtements et objets qui font partie de bagages ou de mobiliers (effets d'installation) provenant d'une circonscription territoriale déclarée contaminée ou que l'autorité sanitaire locale considérera comme contaminée.

Il appartient à l'autorité du pays destinataire de fixer le mode et l'endroit de la désinfection.

La désinfection devra être faite de manière à ne détériorer les objets que le moins possible.

Il appartient à chaque État de régler la question relative au payement éventuel de dommages-intérêts résultant de désinfection.

Les lettres et correspondances, imprimés, livres, journaux, papiers d'affaires, etc. (non compris les colis postaux) ne seront soumis à aucune restriction ni désinfection.

TITRE V

Mesures à prendre aux frontières terrestres. — Service des chemins de fer. — Voyageurs.

Les voitures affectées au transport des voyageurs, de la poste et des bagages ne peuvent être retenues aux frontières.

S'il arrive qu'une de ces voitures soit souillée, elle sera détachée du train pour être désinfectée, soit à la frontière, soit à la station d'arrêt la plus rapprochée, lorsque la chose sera possible.

Il en sera de même pour les wagons à marchandises.

Il ne sera plus établi de quarantaines terrestres.

Seuls, les malades cholériques et les personnes atteintes d'accidents cholériques peuvent être retenus.

Il importe que les voyageurs soient soumis, au point de vue de leur état de santé, à une surveillance de la part du personnel des chemins de fer.

L'intervention médicale se bornera à une visite des voyageurs et aux soins à donner aux malades.

S'il y a visite médicale, elle sera combinée, autant que possible, avec la visite douanière, de façon que les voyageurs soient retenus le moins longtemps possible.

Dès que les voyageurs venant d'un endroit contaminé seront arrivés à destination, il serait de la plus haute utilité de les soumettre à une surveillance de cinq jours à compter de la date de départ.

Les mesures concernant le passage aux frontières du personnel des chemins de fer et de la poste sont du ressort des administrations intéressées. Elles seront combinées de façon à ne pas entraver le service régulier.

Les gouvernements se réservent le droit de prendre des mesures particulières à l'égard de certaines catégories de personnes, notamment envers :

a) Les bohémiens et les vagabonds ;

b) Les émigrants et les personnes voyageant ou passant la frontière par troupes.

TITRE VI

Régime spécial des zones-frontières.

Le règlement du trafic-frontières et des questions inhérentes à ce trafic ainsi que l'adoption de mesures exceptionnelles de surveillance doivent être laissés à des arrangements spéciaux entre les Etats limitrophes.

TITRE VII

Voies fluviales. — Fleuves, canaux et lacs.

On doit laisser aux gouvernements des Etats riverains le soin de régler, par des arrangements spéciaux, le régime sanitaire des voies fluviales.

On recommande les règlements allemands édictés en 1892 dont l'application a donné de bons résultats.

TITRE VIII

Partie maritime. — Mesures à prendre dans les ports.

Est considéré comme *infecté* le navire qui a du choléra à bord ou qui a présenté des cas nouveaux de choléra depuis sept jours.

Est considéré comme *suspect* le navire à bord duquel il y a eu des cas de choléra au moment du départ ou pendant la traversée, mais aucun cas nouveau depuis sept jours.

Est considéré comme *indemne*, bien que venant d'un port contaminé, le navire qui n'a eu ni décès ni cas de choléra à bord soit avant le départ, soit pendant la traversée, soit au moment de l'arrivée.

Les navires infectés sont soumis au régime suivant :

1º Les malades sont immédiatement débarqués et isolés ;

2º Les autres personnes doivent être également débarquées, si possible soumises à une observation dont la durée variera selon l'état sanitaire du navire et selon la date du dernier cas, sans pouvoir dépasser cinq jours.

3° Le linge sale, les effets à usage et les objets de l'équipage et des passagers, qui, de l'avis de l'autorité sanitaire du port, seront considérés comme contaminés, seront désinfectés, ainsi que le navire ou seulement la partie du navire qui a été contaminée.

Les navires suspects sont soumis aux mesures ci-après :

1° Visites médicales ;

2° Désinfection : le linge sale, les effets à usage et les objets de l'équipage et des passagers, qui, de l'avis de l'autorité sanitaire locale, seront considérés comme contaminés, seront désinfectés ;

3° Evacuation de l'eau de la cale après désinfection et substitution d'une bonne eau potable à celle qui est emmagasinée à bord.

Il est recommandé de soumettre à une évacuation, au point de vue de l'état de santé, l'équipage et les passagers pendant cinq jours à dater de l'arrivée du navire.

Il est également recommandé d'empêcher le débarquement de l'équipage, sauf pour raison de service.

Les navires indemnes seront admis à la libre pratique immédiate, quelle que soit la nature de leur patente.

Le seul régime que peut prescrire à leur sujet l'autorité du port d'arrivée consiste dans les mesures applicables aux navires suspects (visite médicale, désinfection, évacuation de l'eau de cale et substitution d'une bonne eau potable à celle qui est emmagasinée à bord).

Il est recommandé de soumettre à une surveillance au point de vue de leur état de santé, les passagers et l'équipage pendant cinq jours à compter de la date où le navire est parti du port contaminé.

Il est recommandé également d'empêcher le débarquement de l'équipage, sauf pour raison de service.

Il est entendu que l'autorité compétente du port d'arrivée pourra toujours réclamer un certificat attestant qu'il n'y a pas eu de cas de choléra sur le navire au port de départ.

L'autorité compétente du port tiendra compte, pour l'application de ces mesures, de la présence d'un médecin et d'un appareil de désinfection (étuve) à bord des navires des trois catégories sus-mentionnées.

Des mesures spéciales peuvent être prescrites à l'égard des navires encombrés, notamment des navires d'émigrants ou de tout autre navire offrant de mauvaises conditions d'hygiène.

Les marchandises arrivant par mer ne peuvent être traitées autrement que les marchandises transportées par terre au point de vue de la désinfection et des défenses d'importation, de transit et de quarantaines (voir titre IV).

Tout navire qui ne voudra pas se soumettre aux obligagations imposées par l'autorité du port, sera libre de reprendre la mer.

Il pourra être autorisé à débarquer ses marchandises, après que les précautions nécessaires auront été prises, à savoir :

1° Isolement du navire, de l'équipape et des passagers ;

2° Evacuation de l'eau de cale, après désinfection ;

3° Substitution d'une bonne eau potable à celle qui était emmagasinée à bord.

Il pourra également être autorisé à débarquer les passagers qui en feraient la demande, à la condition que ceux-ci se soumettent aux mesures prescrites par l'autorité locale.

Chaque pays doit pourvoir au moins un des ports du littoral de chacune de ses mers d'une organisation et d'un outillage suffisants pour recevoir un navire, quel que soit son état sanitaire.

Les bateaux de cabotage feront l'objet d'un régime spécial à établir d'un commun accord entre les pays intéressés.

ANNEXE II

Mesures à prendre à l'égard des navires provenant d'un port contaminé et remontant le Danube.

En attendant que la ville de Soulina soit pourvue d'une bonne eau potable, les bateaux qui remontent le fleuve devront être soumis à une hygiène rigoureuse.

L'encombrement des passagers sera strictement interdit.

I. Mesures à prendre à Soulina.

Les bateaux entrant en Roumanie par le Danube seront retenus jusqu'à la visite médicale et jusqu'à parachèvement des opérations de désinfection.

Les bateaux se présentant à Soulina devront subir, avant de pouvoir remonter le Danube, une ou plusieurs visites médicales sérieuses faites de jour. Chaque matin à une heure indiquée, le médecin s'assurera de l'état de santé de tout le personnel du bateau et ne permettra l'entrée que s'il constate la santé parfaite de tout le personnel. Il délivrera au capitaine ou au batelier un passeport sanitaire ou patente, ou certificat dont la production sera exigée aux garages ultérieurs.

Il y aura une visite chaque jour. La durée de l'arrêt à Soulina des navires non infectés ne dépassera pas trois jours. La désinfection des linges contaminés sera effectuée dès l'arrivée.

On substituera une eau potable de bonne qualité à l'eau douteuse qui pourrait être à bord.

L'eau de la cale sera désinfectée.

Les mesures qui viennent d'être indiquées ne seront applicables qu'aux provenances de ports qui sont le siège d'un foyer cholérique.

Il est bien entendu qu'un navire provenant d'un port non contaminé — c'est-à-dire d'un port qui n'est pas le siège d'un foyer pourra, s'il ne veut pas être soumis aux mesures restrictives précédemment indiquées, ne pas accepter les voyageurs venant d'un port contaminé.

Il y a lieu de perfectionner à Soulina l'établissement sanitaire, de le pourvoir de l'outillage moderne comme moyens de désinfection et de le compléter de façon à ce qu'on puisse débarquer, et isoler les malades provenant d'un navire infecté, ainsi que les autres passagers.

II. Mesures à prendre sur les bords du fleuve.

Des postes sanitaires de moindre importance devront être installés sur les bords du fleuve de façon à pouvoir débarquer des malades s'il s'en trouve à bord ; ces postes devront être pourvus de bonne eau potable et des moyens de désinfection nécessaires. Une entente doit être établie à cet égard entre le gouvernement Russe et le gouvernement Roumain.

Un médecin sera attaché à chaque poste sanitaire ou à chaque point de relâche important.

Dans chaque station une chambre convenablement isolée devra être préparée.

Tous les bateaux subiront en passant devant ces postes la visite médicale. S'il y a des malades ou des suspects, ils seront débarqués et isolés.

Les autres personnes devront être également débarquées et isolées pendant cinq jours.

Les cabines, dortoirs et autres endroits contaminés, le linge, les hardes et objets souillés seront désinfectés ; il en sera de même de la cale ; une bonne eau potable sera substituée à l'eau douteuse du bord.

Pour les bateaux dans lesquels il n'y aura ni malade ni suspect, on désinfectera les cabinets et la cale, et on substituera une bonne eau potable à celle qui est à bord et qui pourrait être mauvaise.

Après la visite médicale, on donnera au capitaine ou au chef de l'équipage un certificat indiquant les précautions qui ont été prises et les désinfections qui ont été effectuées ; ce certificat précisera en outre le nombre des passagers et des hommes de l'équipage.

Ce certificat devra être présenté dans les différents postes.

Lorsque le bateau abordera une nouvelle circonscription, il subira une nouvelle visite médicale.

La cale sera de nouveau désinfectée, à moins que l'eau ne renferme encore d'une façon non douteuse le mercure ou la chaux à l'état alcalin.

PROTOCOLE D'ADHÉSION

La conférence sanitaire internationale de Dresde, lors de la signature de la convention dans la conférence du 15 avril 1893, a décidé qu'un protocole d'adhésion resterait ouvert pour les puissances dont les représentants n'ont pas été à même de signer cette convention.

En conséquence :

Le Royaume Uni de la Grande-Bretagne et d'Irlande adhère à la convention sanitaire internationale, conclue à Dresde, le 15 avril 1893, et à ses annexes, sous la réserve toutefois que, dans le Royaume-Uni, les personnes bien portantes qui arrivent à bord d'un navire infecté ne soient pas soumises à une observation, mais à une surveillance dans leur domicile.

2. Le président du conseil etc.

En 1894, une nouvelle conférence se tint à Paris. Elle réglementa la défense par rapport au golfe Persique et aux pèlerinages musulmans.

En 1897, seconde conférence à Venise, motivée par l'épidémie de peste qui sévit à Bombay en 1896 : elle eut pour objet la sauvegarde de la peste.

C'est de l'ensemble de ces conférences qu'est né le règlement de police sanitaire du 4 janvier 1896 ainsi que les modifications y apportées par les décrets ultérieurs.

Voici le résumé de la conférence de 1897 à Venise :

1° Tout cas de maladie pestilentielle doit être notifié aux différents gouvernements par les autorités du pays contaminé.

2° Seules les circonscriptions contaminées sont justiciables des mesures générales de prophylaxie.

3° Hors d'Europe des points de transit sont choisis où sont créées des inspections médicales et des désinfections : il est loisible à chaque pays de fermer ses frontières tant aux passagers qu'aux marchandises.

4° Sur les frontières terrestres de l'Europe, la frontière peut être fermée. Des visites médicales et des désinfections peuvent être organisées, des passeports peuvent être créés.

L'importation de certaines marchandises (hardes, drilles, tapis, etc) d'une désinfection difficile peut être prohibée.

5° La propagation par les voies maritimes s'exercera dès le départ du port contaminé. — Tous les navires provenant de la mer Rouge et du golfe Persique sont inspectés à Suez. Ils sont déclarés *indemnes* (libre pratique immédiate), *suspects* (ils passeront le canal de Suez en quarantaine sans communication extérieure s'ils ont un médecin et sont pourvus d'une étuve, ou retenus au Lazaret des sources de Moïse et désinfectés après visite sanitaire), ou *infectés* (arrêtés aux sources de Moïse, mise en observation des passagers, isolément des malades, désinfection).

6° A l'arrivée en Europe, les navires, après inspection sanitaire, seront déclarés :

Indemnes . . . . libre pratique accordée.
Suspects . . . . voir décret du 4 janvier 1896.
Infectés . . . . .

CHAPITRE IV

DOCUMENTS DIVERS

§ 1

Modèle de Patente de santé.

Voici le fac-similé d'une patente de santé au recto. Le verso contient des prescriptions extraites du règlement de police sanitaire maritime (décret du 4 janvier 1896). — Il y est fait mention des articles : 3, 4, 8, 9, 11, 12, 15, 23, 29, 30, 31, 32, 33, 48.

N°. . . . .

PATENTE DE SANTÉ

Nom du bâtiment. . . . . .
Nature du bâtiment. . . . .
Pavillon. . . . .
Tonneaux . . . .
Canons . . . .
Appartenant au port. . . . .
Destination . . . .
Nom du Capitaine. . . . . .
Nom du Médecin . . . . . .
Équipage (tout compris). . .
Passagers . . . .
Cargaison . . . .
État hygiénique du navire. . .
État hygiénique de l'équipage. . . . .
(couchage, vêtements)
État hygiénique des passagers. . . . .
Vivres et appts divers . . . .
Eau . . . .

Malades à bord { . . . . . .

État sanitaire { du port . . . / des environs.

Il a été constaté dans le port ou ses environs pendant la dernière semaine écoulée :

. . . cas de choléra.
. . . cas de fièvre jaune.
. . . cas de peste.

Délivrée le. . . du mois de. . . . à heure du. . .

ADMINISTRATION SANITAIRE DE FRANCE

N°. . . . RÉPUBLIQUE FRANCAISE *Port*

ADMINISTRATION SANITAIRE

PATENTE DE SANTÉ

Nous. . . . . de la Santé à . . . . . certifions que le bâtiment ci-après désigné part de ce port dans les conditions suivantes dûment constatées :

Conformément aux articles 30, 31, 32 et 33 du règlement, l'état sanitaire du navire a été vérifié. La visite médicale a été passée au moment de l'embarquement des passagers et il a été constaté qu'il n'existait à bord, *au moment du départ*, aucun malade atteint d'affection pestilentielle (choléra, fièvre jaune, peste) ni linge sale, ni substance susceptible de nuire à la santé du bord.

Nous certifions en outre que { du port. . . . . . .
l'état sanitaire { des environs . . .
et qu'il a été constaté dans le { cas de choléra . . .
port ou ses environs pendant { cas de fièvre jaune. .
la dernière semaine écoulée { cas de peste . . . .

En foi de quoi nous avons délivré la présente patente.

A. . . . . . le. . . . , du mois. . . . . 190 à heure du. . . . . .

L'expédit. de la patente,

Sceau de l'Adm^on

Le. . . . de la Santé

Prescriptions extraites du Règlement général.
(Voir au verso).

§ 2.

Interrogatoire à l'arrivée et procès-verbal

ANNÉE 190

N°

DIRECTION DE LA SANTÉ DE PAUILLAC

Aujourd'hui . . . . nous . . . .
. . . . . . de la Santé, nous nous sommes rendu le long et au
vent du Navire. . . . . . . venant de. . . . . . .
et avons procédé, ainsi qu'il suit, à l'interrogatoire du Capitaine :

1. D'où venez-vous ?. . . . .

    Dans votre précédent voyage dans quels ports êtes-vous allés et à quelles dates ?.

    A quelle heure avez-vous mouillé ? . . . .

2. Votre nom ?. . . . .

3. Le nom de votre pilote ? . . . . . . ;

4. Le nom de votre représentant à Pauillac ?

5. Le nom de votre navire, son espèce et son pavillon ?. . . . .

6. Tonnage officiel ?. . . . .

7. Quel jour êtes-vous parti ?. . . . . .

8. De quoi se compose votre cargaison ? . .

    Avez-vous des chiffons ?. . . . . . .

9. Avez-vous une patente de santé ?. . . .

    (Est-elle nette ou brute) ? . . . . .

10. Combien de personnes d'équipage ?. . .

11. Combien de passagers ?. . . . . . .

12. Est-ce le même nombre (équipage et passagers) ? . . . .

    Et sont-ce les mêmes personnes qu'au départ ? . . . .

13. Combien de temps êtes-vous resté au lieu de départ ? . . . .

14. Quel était l'état sanitaire du pays ? . . .

15. Y avez-vous eu des malades ? . . . . .

16. Avez-vous perdu quelqu'un pendant votre séjour, soit à bord, soit à terre ? . . . .

17. Avez-vous eu des malades pendant le cours de la traversée ? . . . .

18. En avez-vous actuellement ? . . . . .

19. A quelle date a commencé la maladie ? .

(En indiquer la durée) ? . . . .

20. Quels en ont été les symptômes ? . , . .

21. Y a-t-il eu des vomissements ? . . . .

22. Quels médicaments avez-vous donnés ? . .

23. Avez-vous perdu quelqu'un dans la traversée ? . . . .

D'où venait le décédé ? . . . .

(Indiquer la date, l'heure du décès et celle de l'immersion du corps) ? . . . . .

24. Quelle teinte a pris le cadavre après la mort ? . . . .

25. Qu'avez-vous fait des hardes et effets de couchage ? . . . .

26. Quelles mesures de désinfection avez-vous prises ? . . . .

27. Avez-vous communiqué à la mer avec quelque navire ? . . . .

(Indiquer son lieu de provenance et son état sanitaire) ? . . . .

28. Avez-vous relâché ou fait escale dans quelques ports ? . . . .

(Dans l'affirmative, désigner les ports) ? .

29. Dans les lieux de relâche, avez-vous débarqué des malades ou des convalescents ? . .

30. Quel était l'état de la santé publique des ports où vous avez touché pendant votre voyage ? . . . .

31. Pendant la traversée et pendant les escales a-t-on constaté l'existence de rats à bord ? .

32. A-t-on trouvé un certain nombre de ces rongeurs morts ou malades ?. . . . .

33. Qu'a-t-on fait des cadavres ? . . . . .

34. Si pendant votre voyage vous avez eu connaissance de quelques faits de nature à intéresser la santé publique, veuillez le déclarer ?

La présente déclaration faite sous la foi du serment par le Capitaine soussigné.

Le Médecin du Bord,

Après quoi, nous avons déclaré au Capitaine que son navire était admis à la libre pratique.

A Pauillac, les jour, mois et an que dessus.

L'Officier de la Santé,   Le Médecin de la Santé,

§ 3

Circonscriptions maritimes de la France

instituées par le Décret du 20 Juin 1895, *Journal officiel* du 5 Juillet.

Ce décret modifie le règlement du 22 Février 1876. Il prescrit aux Directeurs de la Santé un rapport mensuel adressé au Ministère de l'Intérieur relatant les observations concernant la santé en France et à l'Etranger.

Les dépenses sont réglées par budget spéciaux établis par le Directeur de la Santé et approuvés par le Préfet puis par le Ministre de l'Intérieur.

Siège des Directions de la Santé	Départements formant une Circonscription Sanitaire	Siège des Agences principales dans chaque division
AJACCIO	Corse	»
MARSEILLE	Alpes-Maritimes	Nice
	Var	Toulon
	Bouches-du-Rhône	»
	Gard	Grau du Roi
	Hérault	Cette
	Aude	La Nouvelle
	Pyrénées-Orientales	Port Vendres
PAUILLAC	Basses-Pyrénées	Bayonne
	Landes	Cap Breton
	Gironde	»
	Charente-Inférieure	Rochefort
SAINT-NAZAIRE	Vendée	Les Sables d'Olonne
	Loire-Inférieure	»
	Morbihan	Lorient
BREST	Finistère	»
	Côtes-du-Nord	Portrieux
	Ile-et-Vilaine	Saint-Servan
LE HAVRE	Manche	Cherbourg
	Calvados	Caen
	Eure	Quillebeuf
	Seine-Inférieure	»
	Somme	Saint Valery
DUNKERQUE	Pas-de-Calais	Boulogne
	Nord	»

Étant donné la grande étendue des directions de Marseille et de Pauillac, il serait bon de créer dans chacune d'elle une sous-direction dont le titulaire résiderait par exemple à Cette pour la 1re et à la Rochelle, Rochefort ou Royan pour la 2me.

§ 4

Circonscriptions maritimes de l'Algérie

Alger, Direction. Agences principales : Tenez, Cherchell, Dellys.

Oran, Direction. Agences principales : Nemours, Beni-Saff, Arzew, Mostaganem.

Constantine, Direction : BÔNE. Agences principales : Bougie, Djidjelli, Collo, Philippeville, Herbillon, La Calle.

DEUXIÈME PARTIE

PATHOLOGIE

DES MALADIES INFECTIEUSES ET CONTAGIEUSES

NOTE

Il peut sembler étrange, a priori, que, dans un *examen* auquel sont seuls admis des Docteurs en médecine, on se trouve en présence de questions de pathologie. C'est en quelque sorte un double emploi avec la délivrance du diplôme par la Faculté. Les examinateurs ont paru comprendre que leur mission se bornait à constater chez les candidats une érudition plus développée seulement en ce qui concernait les maladies pestilentielles proprement dites :

La Peste
Le Choléra
La Fièvre jaune.

Ce sont donc les seules maladies que nous aurons en vue dans cet ouvrage, et nous les décrirons en nous inspirant largement de la pathologie du Professeur Dieulafoy et du traité d'Hygiène du Pr Proust et de MM. Netter et Bourges, auxquels nous renvoyons le lecteur, pour plus de détails.

CHAPITRE PREMIER

DE LA PESTE.

Ce mal qui répand la Terreur
Et que le ciel en sa fureur
Inventa, pour punir les crimes de la terre...,

La peste est une maladie infectieuse, épidémique,
transmissible, qui est l'apanage de toutes les races, de
tous les âges, des deux sexes, et qui paraît être sous
l'influence de toutes les misères physiologiques : mal-
propreté, encombrement, privations, famine.

Cette maladie est due à un bacille spécifique découvert par Yersin et Kitasato. L'incubation ne dépasse
guère une huitaine de jours : Nous avons vu qu'admi-
nistrativement on donnait à un navire suspect la libre
pratique lorsqu'au bout de neuf jours aucun cas
nouveau de peste ne s'était présenté (sous réserve des
mesures prises en vue de la désinfection).

Description. — La peste survient le plus souvent
brusquement : dès le début, le malade paraît anéanti,
sans force, parlant difficilement ou observant même
le mutisme le plus absolu. Le regard est morne et
résigné. C'est à peine si dans les premières heures le

malade s'est plaint d'une céphalalgie intense, de rachialgie, d'une sensation de brûlure à la gorge, d'une douleur au niveau de l'épigastre : semblant ivre, titubant, il a dû se coucher, alors que son facies prenait le type d'une prostration profonde (*Période d'invasion*).

A ce moment surviennent la diarrhée, des nausées bientôt remplacées par des vomissements.

Période d'état. — Lors de l'apparition de la fièvre, le thermomètre indiquant une température de 40 à 41°, sans qu'on puisse observer de rémissions à cycle régulier, le malade présente un ensemble de symptômes qui procèdent, de loin, de la fièvre typhoïde :

Le pouls peut atteindre 120, 130 et même 140 pulsations.

La respiration est accélérée.

Les lèvres et les gencives sont fuligineuses, la langue est fendillée, noire, sèche.

A l'état de prostration du début succède le délire violent, avec convulsions, carphologie, cyanose des lèvres. Les extrémités se refroidissent. On observe aussi une forme dans laquelle le délire est plus calme.

Puis surviennent des phénomènes de congestion plus localisée au niveau des bronches, la toux survient cependant que les vomissements et la diarrhée revêtent une intensité plus grande. Des hémorragies apparaissent, conduisant le patient déjà fort affaibli vers la troisième période. La période d'état ne dure pas plus de un à trois jours.

Période de terminaison. — Les symptômes dominants, caractéristiques, sont les bubons et les charbons.

C'est au niveau du système ganglionaire que se développent les bubons qui semblent avoir une prédilection pour la localisation, dans l'ordre de fréquence, au niveau de l'aine, de l'aisselle, du creux poplité et du cou : lorsque les ganglions profonds, les mésentériques et les médiastinaux sont envahis, on voit apparaître de nouveaux symptômes.

Les ganglions superficiels indurés ne donnent pas à la peau de modification de coloration, à moins qu'ils n'aboutissent à la suppuration.

Dès l'apparition des ganglions, la mort peut survenir. Dans les cas favorables on voit s'amender les symptômes généraux : la fièvre diminue, et le malade éprouve une sensation de soulagement.

Il est fâcheux de voir apparaître les *charbons*, qui sont comparables à des brûlures, successivement des 1er, 2º et 3º degré, se localisant sur tout le corps, à l'origine, simples érosions, pouvant conduire à la gangrène des muscles et des os, épargnant seulement la paume de la main et la plante des pieds. On a compté jusqu'à 12 de ces charbons.

L'apparition de pétéchies semble devoir entraîner le pronostic le plus sombre.

La mort peut survenir « au milieu de manifestations ataxo-adynamiques » (DIEULAFOY). La guérison peut survenir dans une proportion de cinquante pour cent des cas. Elle peut être considérablement retardée par la suppuration des ganglions ainsi que par l'inflammation suivie de suppuration des séreuses et des viscères.

Formes de la peste. — L'ensemble des symptômes et leur localisation (bien souvent apparente et trompeuse) a fait distinguer différentes formes :

La forme gastro-intestinale.

La forme hémorragique.

La forme pulmonaire (*Peste pneumonique*, assez commune).

La forme ataxique.

La forme adynamique.

Les formes atténuées, ambulatoires.

Anatomie pathologique. — L'ensemble des lésions présente le caractère congestif et hémorragique : au niveau des reins et du tube digestif, on peut constater des infiltrations sanguines. Les veines remplies de sang noir sont distendues « aussi bien au niveau de la dure mère qu'au niveau des membres et du tronc » (DIEULAFOY). Le cœur droit est dilaté.

On constate une augmentation du foie et de la rate.

Les ganglions présentant d'abord une tuméfaction s'indurent ou se ramollissent, allant vers la suppuration et prenant alors successivement une coloration rougeâtre, brunâtre puis jaunâtre. Ils peuvent se réunir aux ganglions voisins et forment alors une masse ganglionaire enveloppant dans son réseau vaisseaux et nerfs.

Bactériologie. — Nous aurons à l'étudier plus loin (voir III⁰ partie). Disons maintenant que le bacille de Yersin et Kitasato, isolé de la pulpe des bubons, se cultive sur gélose (colonies transparentes blanchâtres à bords irisés) et sur bouillon (analogue aux cultures de l'érysipèle, chaînettes de bacille courts).

Le bacille de la peste est un bâtonnet trapu, coloré par les couleurs d'aniline et décoloré par la méthode de Gram.

L'inoculation aux rats et aux cobayes engendre de toutes pièces la peste, et les lésions observées sont analogues à celles observées chez l'homme.

Epidémiologie de la Peste. — Daremberg a démontré que la peste remontait à l'antiquité, et Rufus d'Ephèse en a donné une description complète retrouvée dans le 4⁰ livre d'Oribase et publiée par le cardinal Maï. La symptomatologie est déjà décrite jusques et y compris le charbon pestilentiel.

Nous retrouvons des traces d'invasion en Grèce au cours des 9e, 7e, 6e et 5e siècle avant notre ère.

En 542, sous Justinien, la peste fait une invasion meurtrière en Europe, venue d'Égypte. Plus de 10 000 personnes moururent à Constantinople.

La peste gagna la Ligurie, les Gaules, l'Espagne, d'où elle vint en 588 à Marseille, apportée par un navire. Grégoire de Tours dit que les victimes furent si nombreuses qu'on ne peut en fixer le chiffre : le bois même vint à manquer pour la confection des cercueils.

La Peste noire, qui dura de 1334 à 1351, aurait fait périr 42.836.486 individus suivant le rapport que se fit adresser le pape Clément VI, détruisant le quart des habitants de l'Europe. Née en Chine à Kawar, envahissant successivement l'Inde, la Perse, la Russie, puis la Pologne, l'Allemagne, la France, l'Italie, l'Espagne, gagnant en 1349 l'Angleterre, puis se terminant en Norvège.

Plus tard on l'observe en :

1575-78. Italie (Massaria, Mercuriaclis).

1631 à Monaco (1).

(1) *La Principauté de Monaco* n'a pas adhéré directement aux conférences sanitaires internationales. La loi Française du 3 mars 1822 sur la police sanitaire est applicable dans la Principauté. De plus, l'article 3 de la Convention internationale signée à Paris le 9 novembre 1865, entre les Plénipotentiaires de France et de Monaco est ainsi libellé : « Les règlements et tarifs français relatifs à la police sanitaire seront appliqués dans la Principauté au nom et par les autorités du Prince ».

S. A. S. le Prince de Monaco fait construire actuellement un port, qui répondra à toutes les exigences modernes. Il est hors de doute que toutes mesures utiles seront prises pour conserver à ce pays toutes les garanties hygiéniques que ne cessent de développer les ordonnances sanitaires et la création d'installations publiques et privées d'étuves, tout à l'égout, Four Horsffall pour l'incinération des ordures ménagères, fixation des poussières au sol par le goudron (Procédé Guglielminetti), etc.

M. Girolamo Rossi a publié, en italien (imprimerie de Monaco) une intéressante relation de la Peste à Monaco en 1631. Voici un extrait

1635. Nimègue.

1665. Londres.

1669. Suisse.

1679. Pays-Bas.

1720. Marseille (40 000 morts), Toulon (14 000), Aix et Arles (7000).

1743. Messine (43 400 morts).

1771. Turquie et Russie.

1803. Constantinople (150 000 décès).

1813. Constantinople (110 000).

1813. Malte (Peste importée par un navire, le *San Nicol*).

En 1846, une discussion eut lieu à l'Académie de

de ce travail que nous avons traduit avec le concours de M. H. P. Armand, élève-consul :

« La Peste était alors répandue en Italie et à Nice, qu'elle avait pu envahir de la manière suivante : Au moment où l'épidémie décroissait et que les mesures de protection devenaient moins rigoureuses, un pauvre habitant de Peglia, portant un peu de cuir pour réparer les chaussures, se dirigea vers la ville de Nice, dissimulant sa marchandise dans un fagot et vint demander asile à ses sœurs. Il fut malade dans la nuit et mourut dès le lendemain. Vingt-deux personnes se rendirent à la maison mortuaire pour porter secours ; les deux sœurs moururent le lendemain et les visiteurs, atteints eux-mêmes, portèrent dans la ville le fléau (avril 1631) ; dix à douze personnes périrent quotidiennement.

Le diagnostic restant incertain, une ordonnance du seigneur D. Félice fit émigrer 5000 misérables qui propagèrent l'épidémie dans les environs, jusques et y compris la Turbie, voisine de Monaco (mai 1631). S. A. S. le Prince Honoré II, ému de la mortalité dans les environs, publia des édits « défendant *sous peine de mort* à qui que ce fût d'être assez audacieux pour entrer en relation avec des personnes de la Savoie et principalement de la Turbie ». En même temps le Prince écrivit au Duc de Savoie et conclut un traité sur les bases suivantes : Les Turbiasques devaient rester à l'écart du lieu nommé les « carnieri », sur les hauteurs ; les gardes de Monaco mettraient à mort qui enfreindrait cette prescription. Des postes de surveillance furent créés : à Cavodaglio, au rocher Boirello, aux « Moneghetti », aux « Carnieri », aux moulins de la « Gorga », à la « Noce », aux « Rouges », aux « Bestagni ».

L'esprit de jalousie des Turbiasques, dit l'auteur qui ajoute : « ennemis mortels des monégasques », incita trois d'entre eux à venir frotter les pierres du lavoir de la « Noce » avec leurs linges *souillés* (6 juillet 1631). « Aussi, les premières femmes qui vinrent

Médecine à la suite du rapport de Prus. La peste semblait à cette époque devoir disparaître. Cependant les rapports des médecins sanitaires démontraient son endémicité dans différents foyers encore suspects de nos jours :

1° En Asie : la Mésopotamie, certaines provinces

laver, au nombre de cinq, tombèrent toutes malades et, en l'espace de quatre jours, passèrent toutes en un monde meilleur. Néanmoins les *barbiers* affirmèrent qu'elles avaient succombé à la fièvre pétéchiale continue et par suite on ne fit pas autrement attention au dit mal ».

L'attitude du médecin déclarant que le mal était contagieux mais qui « allait fort peu volontiers visiter les malades et ne leur tâtait pas le pouls » lui valut l'expulsion par ordre du Prince.

Au mois de septembre, l'épidémie prenant des proportions inquiétantes, on manda de Marseille « un médecin réputé et *deux barbiers* » qui déclarèrent qu'il s'agissait de la Peste. Un médecin de Villefranche se proposa et fut admis à soigner les malades.

Une ordonnance souveraine prescrivit que « tout homme malade ne pouvait sortir de chez lui, sous peine de mort et que les barques du port aient à gagner le large ». Deux frégates furent armées pour empêcher aux embarcations l'accès du port de Monaco.

Un lazaret fut construit, ainsi qu'un local « dans lequel on transportait les habitants d'une maison où quelqu'un avait été malade », au lieu dit « Castellomiono », hors la ville et « bien aéré ». Deux barbiers succombèrent au lazaret en soignant les malades, ainsi qu'un Espagnol y préposé : Le médecin « qui n'entrait pas dans le lazaret, se contentant, arrivé à la porte, de recevoir le rapport du barbier » fut lui-même atteint d'une « tumeur accompagnée d'une affection charbonneuse » qui le tint au lit 35 jours et le garde malade qui lui prodiguait ses soins eut une tumeur identique au genou qui l'alita également pendant vingt jours.

L'épidémie croissant toujours, un nouvel édit du 20 septembre porta que, sous peine de mort « défense était faite à qui que ce fût de sortir hors de chez lui ». Seule « une garde sanitaire » parcourant les rues, veillait à l'exécution de l'édit et aux soins des individus incarcérés dans leurs domiciles : les provisions étaient tendues au bout d'une perche.

Un prêtre officiait sur la demande des malades, vêtu d'une robe de toile, « *lorsqu'il avait administré, il passait la main dans la flamme d'une torche* ». Les morts étaient portés en terre par ceux qui les avaient soignés.

Le soir, un « officier de santé » allait dans la rue avertir les habitants que quelqu'un pouvait sortir pour vider les ordures hors la ville. Les porteurs se suivaient sans s'accoster, éloignés les uns des autres, accompagnés de l'officier ; défense leur était faite de quitter le milieu de la rue et de toucher aux murs des maisons ; la rentrée avait lieu dans les mêmes conditions.

de la Perse (L'Aïderbajan, 1863-1885 — le Kabaristan et le Gilan — 1873), puis Hellah, Bagdad, Bassorah, 1856 à 1892 : 12 épidémies étudiées par Tholozan qui fait toujours remonter l'origine dans le bassin de l'Euphrate, plus élevé).

L'Assyr, dans l'Arabie (1853-1895, 5 épidémies).

Dans l'Inde, les provinces du Gahrwal et de Kumaon (1823 et 1897).

En Chine le Yunnam (1894 — 180 000 victimes).

La Province russe de la Transbaï-Kalie.

Le 7 octobre, aucun cas né se produisant à nouveau, on fit évacuer les maisons et porter à la mer les « draps, chemises, caleçons, nappes, serviettes, objets en fil, en toile, plats, objets de cuisine, matelas, vêtements », par *deux forçats évadés de Villefranche*. Le tout fut immergé pendant trois jours puis *bouilli longuement* dans un chaudron plein du mélange suivant :

> Eau salée,
> Quatre livres de chaux vive,
> Deux livres de salpêtre,
> Deux livres de soufre,
> Deux livres d'aromates brûlés,
> Cendres.

On retirait alors à l'aide de crochets de fer les objets ainsi désinfectés, on les plongeait dans une source d'eau douce et les propriétaires étaient admis à venir les reconnaître.

Les habitants furent eux-mêmes plongés dans la mer, jusqu'au cou, cependant que leurs effets étaient bouillis et séchés. Alors seulement ils étaient admis à aller rechercher leurs objets mobiliers à la source.

Les habitations elles-mêmes furent l'objet de mesures de désinfection, voici comment :

Après avoir pénétré dans la maison et s'être assuré qu'il n'y avait plus d'effets (ceux qui restaient étaient alors brûlés) « ils (les moines) fermaient hermétiquement les fenêtres, prenaient une quantité de foin en rapport avec la grandeur de la maison (dans les chambres ordinaires, un boisseau) et l'allumaient ; pour que le feu durât plus longtemps et fît plus de fumée, on mettait au-dessus un mélange de vinaigre et d'eau, puis du soufre, du poison, de la poix-résine.

La maison, hermétiquement close était remplie d'une telle fumée, exhalait une puanteur si considérable qu'il y avait un côté comique : la puanteur chassait les rats qui ne savaient où se réfugier »...

On peut se rendre compte que dès 1631 on savait remarquablement se défendre à Monaco ; on paraît même avoir découvert l'origine d'une épidémie, dans ses différentes étapes.

2° En Afrique : la Tripolitaine (épidem. 1856 à Bengazi, en 1874 étudiée par le Dr Arnaud).

Le voisinage du lac Victoria-Nyanza.

Signalons encore les épidémies de Bombay en 1896 envahissant Buschir, Mascate, Madagascar et d'Alexandrie en 1899 gagnant Oporto.

Il résulte des études faites que c'est en janvier, février et mars que la peste acquiert le maximum d'intensité lorsqu'elle est endémique ou à l'état d'épidémie un peu prolongée (a).

Etiologie de la Peste. — La peste est une maladie contagieuse, en dépit des assertions des Docteurs Clot Bey et Aubert, qui habitèrent et pratiquèrent leur art en Egypte à l'origine du xix° siècle : *la peste peut être transmise d'homme à homme et par d'autres moyens que nous étudierons dans un instant.* Cette constatation expliquera que tous peuvent être frappés à quelque milieu qu'ils appartiennent.

Il est d'observation toutefois que les misères physiologiques de toutes sortes contribuent largement à la propagation du fléau. A Alexandrie, Porto, Glascow, Buenos-Ayres etc, ce sont toujours les quartiers les plus malpropres qui ont été le plus atteints ; les amas d'immondices, les cimetières au milieu des habitations, exercent une influence désastreuse incontestable, ainsi que l'a constaté le Dr Pariset qui attri-

(a) En septembre 1903, plusieurs ouvriers de la cartonnerie Giry, située à Saint-Barnabé (Marseille), sont pris de malaise après avoir ouvert un colis provenant de Bombay, contenant des rats pestiférés. Le lendemain quatre de ces malades, parmi lesquels trois femmes, meurent subitement. Vingt-neuf personnes de l'usine sont atteintes. Par un hasard providentiel la cartonnerie est incendiée ; les malades sont isolés. Cette épidémie est d'autant plus regrettable que l'on a aboli dans Marseille les *primes* accordées aux destructeurs des rats.

N. — Un décret du 22 septembre 1903 prescrit la destruction obligatoire des rats à bord des navires.

buait à la salaison des corps en Egypte l'immunité de ce pays.

L'altitude plus ou moins grande ne semble pas être un facteur, comme en témoignent les épidémies des Assyrs situés à 2400^m et celle de Bengazi, au niveau même de la mer. Les régions équatoriales ou froides peuvent être également atteintes. Les époques humides sont plus éprouvées : on a vu des épidémies disparaissant à la saison d'été, qui reprenaient à la saison humide.

Les Orientaux sont plus rigoureusement frappés que les Européens ; les premiers meurent dans les 2/3 des cas alors que les seconds ne sont enlevés par la peste que dans la proportion du 1/3.

Proust admet quatre preuves à la contagion de la peste, résumons ses observations :

a) *Faits de transmission et d'importation*. — En 1576 la peste entre à Vicence, apportée par des réfugiés de Padoue. En 1878 elle gagne les régions voisines de Wetlianka.

Le mode de transmission peut à certains moments ne pas être déterminé, faut-il pour cela nier son existence ?

b) *Fréquence du mal chez les personnes qui s'exposent au contact des maladies.*

Les médecins et le personnel médical sont très souvent frappés. Pendant la campagne d'Egypte, sur 240 victimes dans le milieu médical 200 périrent du fait de la peste.

On n'ignore pas la mort du Dr Pestana à Oporto ni l'accident du laboratoire de Vienne.

c) *Influence préservatrice de l'isolement*. — Toutes les fois qu'on a pu couper les communications avec l'entourage, la peste ne s'est pas développée ; citons

l'exemple datant de 1605 concernant les établisse-
ments scolaires de Cambridge. Les cordons sanitaires
autour d'Auzole ont dernièrement entravé toute propagation.

d) L'inoculabilité n'est plus à démontrer. En 1835
cinq condamnés à mort furent inoculés à l'hôpital de
l'Esbekieh, deux moururent de la peste. On cite des
cas d'inoculation, sans érosion, au cours d'autopsie.

Les modes de transmission de la peste sont variables
et présentent une importance différente.

Les Chinois qui marchent pieds nus sont souvent
et facilement atteints et les bubons siègent à l'aine.
Les insectes pourraient dans une certaine mesure être
les agents de transmission (YERSIN). Les rats par l'intermédiaire des puces doivent être incriminés. On a
observé que, dès le début d'une épidémie, les rats
sont frappés et disparaissent en grand nombre ; ils ne
présentent pas seulement du danger par l'intermédiaire des puces, mais encore par les objets avec
lesquels ils prennent contact.

On a trouvé des rats pestiférés sur des navires qui
ne présentaient pas de malades : un employé des
postes à bord du *Shanon* est atteint de peste sans
avoir débarqué et on trouve des rats pestiférés dans
sa cabine (PROUST).

Les souris peuvent également être pestiférées ainsi
que les marmottes.

L'air peut être un agent de transmission surtout
dans la forme pneumonique et, si l'eau n'offre pas
autant de dangers pour la propagation de la peste
que pour celle de la fièvre typhoïde, elle n'en doit pas
moins être rigoureusement surveillée puisque son
examen la révélait suspecte à Bombay pendant une période de dix (commission allemande), vingt (Dr ABEL)
et même quarante-huit jours (KAZANKI).

Dans l'eau de mer, MM. Bourges et Wurtz indiquent une période de quarante jours pour la conservation de la virulence.

Dans l'eau de mer, MM. Bourges et Wurtz indi-

CHAPITRE II

« Le choléra vrai a reçu les qualificatifs *d'asiatique*, *indien*, parce qu'il a pris naissance dans l'Indoustan, sur les bords du Gange, avant de venir pour la première fois frapper les peuples d'Occident ».

Entre le *choléra morbus* ou choléra indien et le *choléra nostras*, il est un degré de parenté que la bactériologie n'a pu encore déterminer nettement. Dans les deux cas, on rencontre le *bacille virgule* et les *spirilles cholériques*.

Description. — Dans une première *période, d'incubation*, durant en général de 36 à 56 heures, après quelques prodromes : malaise, affaiblissement, douleurs abdominales, soif vive, frissons et transpiration, s'établit la *diarrhée prémonitoire* qui, symptôme dominant, a donné son nom à la 2me période ; abondante, jaune et fétide (elle revêt sous le nom de *cholérine* une forme légère) cette diarrhée apparaît sans coliques ni tenesme. Les selles sont ensuite bilieuses, enfin séreuses et s'accompagnent de borborygmes.

On n'observe ni fièvre ni inappétence, sauf le cas de

7

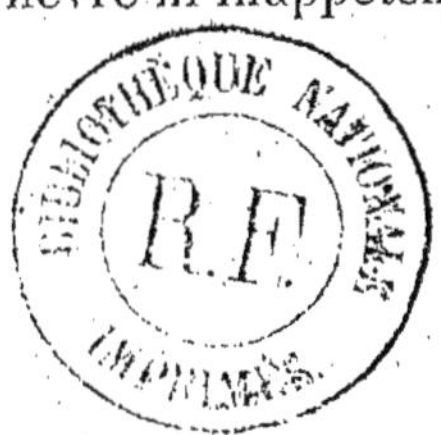

catarrhe gastrique ; à peine un peu de lassitude. Cette période peut ne pas exister (il en serait ainsi dans 1/3 des cas d'après Dieulafoy). Après un à sept jours la maladie est déclarée et sa forme est réputée grave.

Période algide ou cyanique. — Sous l'influence du développement du bacille, le flux intestinal devient extrêmement abondant. Il est accompagné de vomissements. On constate alors des matières blanches, riziformes, floconneuses (detritus épithéliaux) contenant des agents pathogènes en grande quantité. L'odeur de ces matières est fade, nullement fécaloïde.

Le sang semble perdre *son eau*, son sérum ; il s'épaissit. Aussi la soif devient-elle ardente, la respiration est anxieuse et précipitée. Une douleur soussternale apparaît, accompagnant la dyspnée et la voix, brisée d'abord, ne tarde pas à disparaître (aphonie).

Le malade se plaint de crampes violentes dans les mollets et dans les bras : il semble avoir été roué de coups : il est en proie à la céphalalgie et aux vertiges. Les reins ne fonctionnent plus, la peau se dessèche, semble perdre son élasticité. Le corps est amaigri. La cyanose envahit tout ou partie du corps ; tous les sens peuvent être abolis, cependant que le malade, conscient, assiste à sa rapide déchéance. La température superficielle et même celle de la bouche peuvent descendre de 12° tandis qu'à l'intérieur la température s'élève, laissant une sensation de brûlure profonde.

On assigne à cette période une durée de deux à trente heures : à ce moment le malade peut mourir par *asphyxie* après une rapide perte des facultés intellectuelles, qui se sont obscurcies progressivement.

Période de réparation ou de réaction. — On observe alors la disparition de la cyanose et l'élévation progressive de la température. La diurèse se rétablit (on constate parfois la présence de l'albumine) la voix reparaît et les crampes s'atténuent; le sang redevient normal.

Si la réparation est incomplète, le malade peut retomber dans l'algidité ; la fièvre, au contraire, peut apparaître au milieu d'accidents tels que : diarrhée, congestions, accidents à allure typhique.

La *convalescence* longue et pénible peut être entravée par des accidents de paralysie ou des troubles dyspeptiques. Une rechute peut se produire, l'immunité n'est pas conférée par une première atteinte.

Formes. — *Cholérine*, bénigne.

Foudroyante.

Sèche (Les matières semblent être retenues par suite de paralysie intestinale).

Anatomie pathologique. — C'est au niveau de l'intestin grêle que siègent les lésions, plus développées à la fin de la période d'asphyxie.

L'intestin présente une couleur rouge caractéristique, il est rempli d'un liquide tenant en suspension des grains riziformes ; les parois sont œdémateuses, tuméfiées, en voie de ramollissement. On peut constater des hémorragies, des ecchymoses ; la sérosité soulève les villosités souvent détachées.

Les glandes de Brunner et de Lieber Kuhn sont intactes, les ganglions mésentériques sont atteints et les plaques de Peyer, ainsi que les follicules solitaires faisant saillie sur la muqueuse, sont tuméfiés et infiltrés surtout au niveau de la valvuve iléo-cœcale, comme on le constate dans la fièvre typhoïde.

Le cadavre, très rigide, est cyanosé. Le sang est épais et noir, rare dans les vaisseaux, le cœur, le foie et les reins ; la rate petite, exsangue, atrophiée.

La vésicule biliaire est distendue, remplie d'un liquide peu coloré ; le foie, exsangue ainsi que nous l'avons dit, présente des taches grisâtres.

Bactériologie. — Le bacille virgule, découvert par Koch, est l'agent pathogène du choléra. Abondant dans les selles, on le rencontre également dans le rein, l'urine, le sang, voire dans l'air.

Il se colore par les couleurs d'aniline et est décoloré par la méthode de Gram. Il est entièrement mobile et sa recherche est des plus faciles, même sans coloration, à un fort grossissement.

Plusieurs bacilles peuvent s'assembler dans des cultures anciennes ; deux donnent la forme d'un S, plusieurs constituent la spirille.

Le bouillon, le lait, la pomme de terre, la gélatine forment d'excellents milieux de culture dès 22°, obtenant à 37° un maximum de vitalité.

Diagnostic. — Il s'impose et comporte le pronostic le plus sombre puisque, dans 50 0/0 des cas, il serait mortel.

Etiologie et épidémiologie. — Le choléra, qui prend des proportions si rapidement redoutables, se propage surtout par l'eau. Seul le choléra asiatique peut être importé.

En 1822 le choléra part de la Perse après avoir envahi le Ghilan et le Mazandéran près de la mer Caspienne et, après un moment d'arrêt pendant l'hiver, il sévit avec une nouvelle vigueur au printemps de 1823 et atteint Astrakan après être passé par Bakou.

C'est du même point de départ que remonte l'épidémie de 1830 et, à la faveur du printemps également gagne Astrakan et de là l'Europe : 14 avril 1831, Varsovie ; 4 novembre, Port de Sunderland ; 27 janvier 1832, Edimbourg ; 10 février, Londres ; 15 mars, Calais ; 26 mars, Paris ; juin, Nevers.

En 1846, même mécanisme d'invasion toujours occasionné par un manque presqu'absolu d'observation des moyens sanitaires préventifs.

En 1865. c'est la voie maritime qui est en cause et cette épidémie provoque, tant la panique fut grande, la conférence de Constantinople.

Partie de la Mecque, le tiers des pèlerins qui y séjournaient succomba ; sur fausses déclarations, le *Sydney*, admis à Suez, importa le choléra, ensuite transporté par voie de terre à Alexandrie. L'émigration provoquée par la crainte fut le point de départ de l'invasion européenne.

La genèse de l'épidémie de 1885 a été également fort bien établie. Signalé à Damas en 1875, à Djeddah en 1877, le navire *le Columbien* venant de Bombay et chargé de pèlerins l'apporte à la Mecque où il reparaît en 1883.

On ne sait comment il arriva en 1885 à Toulon, d'où il se transporta en France puis en Italie, en Espagne, occasionnant 240.000 décès en l'espace de deux ans.

L'épidémie de 1892 eut deux foyers : l'un parti de Russie, l'autre des environs de Paris dans la maison départementale de Nanterre, refuge, comme on le sait, de miséreux de provenances diverses (1).

On peut considérer que le choléra est endémique DANS LES INDES, dans l'Indo-Chine, l'Afghanistan, le Belouchistan, dans l'Arabie (partie méridionale et orientale), dans une partie de la Perse, dans le delta du Cambodge et de Saïgon.

Notons toutefois que la conférence de Constantinople n'a pas voulu inscrire la Perse au nombre des pays où le choléra est endémique (2).

---

(1) La maison départementale de Nanterre est un danger permanent, tant au point de vue de l'hygiène qu'au point de vue moral. Quand le Conseil général de la Seine se décidera-t-il à ouvrir une enquête ? ?

(2) S. Exc. le général Nazare Aga, ministre de Perse en France, les docteurs français Tholozan, Février, Schneider, ont fait de constants efforts pour l'assainissement de la Perse. M. le Docteur

Transmissibilité du choléra. — Contestée autrefois, elle est unanimement reconnue de nos jours. Proust la démontre par :

1° Des faits de propagation après importation de la maladie. — En 1865 à l'hôpital de la charité le malade couché au lit n° 6 est atteint de choléra. Isolé, le n° 7 son voisin est également atteint et successivement tous les malades jusqu'au lit n° 16 (Proust). Dans une relation très probante du Docteur Huette, de Montargis, ce praticien étudie une épidémie qui s'est développée dans 14 communes et cite de nombreux exemples : telle cette lavandière atteinte pour avoir lavé le linge d'une malade. En 1892, l'émigration du choléra de la banlieue de Paris en Belgique put être suivie par Netter. Elle fut provoquée par un voyage d'ouvriers.

2° L'efficacité de certaines mesures préventives. — La Sicile, qui s'était isolée de 1865 à 1867, ne fut pas atteinte (Proust).

3° La marche générale des épidémies de choléra. — En Perse où il n'y a que deux voies (en dehors de la route abandonnée qui passe par Erzeroum, Tauris et Natchischevan) : la voie maritime passant par la mer Caspienne et la voie terrestre, aboutissant toutes deux à Bakou — les épidémies de 1823, 1830 et 1846 ont invariablement passé par Recht, Astara, Leukoran et Bakou (Proust).

4° L'évolution des épidémies dans les localités atteintes : à Nogent-le-Rotrou en 1849, le choléra est amené par trois nourrices qui étaient venues à Paris,

Ardachir Khan Nazare Aga élabore actuellement un travail qui sera le point de départ d'une législation tendant à éviter la transmission des maladies pestilentielles et à la destruction des foyers d'endémicité.

où sévissait cette maladie, pour consulter le docteur Brochard : une mourut, les deux autres propagèrent la maladie. Toutes trois avaient été frappées le 31 avril, leur visite à Paris datant du 28.

5° L'existence d'un contage SPÉCIFIQUE dans l'organisme des cholériques (qui ne se rencontre en effet que chez les cholériques).

Modes de transmission du choléra. — La contagion du choléra peut être *directe*. — Les exemples ne se comptent plus : le professeur Proust raconte que les Persans vont en pèlerinage en emportant avec eux les corps de leurs parents décédés. Ces cadavres sont enveloppés dans du feutre perméable ; le suintement des liquides étant, lorsque le décès est dû au choléra, un merveilleux agent de propagation, les porteurs sont très souvent frappés.

Le mode *indirect* de contage mérite une plus grande attention. Comme dans toutes les maladies transmissibles, la contagion peut se faire par l'intermédiaire d'un individu véhiculant les germes sans être lui-même atteint.

Le linge et les vêtements doivent être suspectés au premier chef, ainsi que les objets de literie et, à un degré moindre, les chiffons, les drilles et les peaux. La durée du danger peut être considérable : le *New-York* parti du Havre en 1848, le 31 octobre, emportant des émigrants, est frappé de choléra le 15 novembre, le temps ayant changé et un des passagers ayant, vu la rigueur du temps, endossé les vêtements de son frère mort du choléra.

L'air ne peut véhiculer l'agent pathogène qu'à faible distance. L'eau présente des dangers autrement considérables (Snow et Budd, 1849). En 1832, à Londres l'épidémie sévit en suivant le cours de la Tamise ; cette observation se répéta en 1849 et ce fut pour Snow l'occasion éclatante d'une démonstration reconnue par le directeur de l'Office de santé d'Angleterre, John Simon, qui s'était longtemps montré incrédule (1856).

C'est, à la manière des épidémies de fièvre typhoïde, les eaux fécalisées qu'il convient d'incriminer. Les observations faites par Snow et Budd en Angleterre furent grandement confirmées et publiées après les expériences de Marcy et Brouardel en 1883-87, de Koch, en Allemagne, à la même époque.

De nombreuses observations sont consignées dans le recueil des travaux du comité consultatif d'hygiène de 1894 (Proust, Netter et Thoinot : Le choléra dans le département de la Seine en 1892).

Les individus sains et ne présentant pas de tare, offrent une résistance considérable au développement de la maladie; il en est de même pour certains pays, qui jouissent d'une véritable immunité.

CHAPITRE III

FIÈVRE JAUNE

La fièvre jaune est une maladie des pays chauds caractérisée par une teinte jaune de la peau et des vomissements noirs (vomito negro).

C'est une maladie transmissible, infectieuse et épidémique. On n'a pas découvert d'agent microbien pathogène spécial (1) à cette entité morbide qui a été successivement classée parmi les maladies telluriques, typhoïdes, enfin infectieuses microbiennes.

ÉTIOLOGIE ET ÉPIDÉMIOLOGIE. — La fièvre jaune a été observée pour la première fois en Europe à Cadix en 1730 (VILLALBA) ou 1705 (MOREAU DE JONNÈS). Proust signale des réapparitions de la maladie à Cadix en 1753, 1764, 1800, 1804, 1810 et 1819.

La première épidémie aurait été due à l'importation par un navire venant d'Amérique (Navarette). Il en fut de même en 1800 où le nombre des victimes atteignit en Espagne le nombre de 279.560 dont 79.500 décès.

L'épidémie la plus grave sévit à Barcelone en 1821; à Marseille à la même époque elle avait été apportée par un navire, le *Nicolino*, et, seuls les navires tenus

(1) Lacerda a découvert dans les viscères un champignon microscopique qu'il considère comme spécifique (DIEULAFOY).

à l'écart, parmi eux le ponton de Lampraye, furent indemnes.

Ce sont vingt navires venus de la Havane principalement qui importent la fièvre jaune à Barcelone : une fête avait lieu à l'occasion de la proclamation de la constitution. Tous ceux qui furent en contact plus ou moins direct avec ces navires furent frappés.

En 1857 une épidémie sévit à Lisbonne ; en 1861 à Saint-Nazaire. En 1878, nouvelle invasion à Barcelone, où on peut observer que la maladie est particulièrement grave pendant l'été.

En 1878 on compta à Madrid cinquante malades et il y eut 33 décès.

Les foyers d'origine de la fièvre jaune sont les suivants : en 1493, 1500 Espagnols amenés par Christophe Colomb eurent à subir les méfaits d'une épidémie en Amérique.

Ce sont les Grandes Antilles qui semblent avoir été le berceau de la maladie.

En 1849 elle apparaît au Brésil, importée à Bahia. La fièvre jaune semble être endémique entre New-York et Philadelphie et, dans l'Amérique du sud, entre Buenos-Ayres et Rio de la Plata.

Les régions élevées sont de beaucoup moins atteintes ; c'est ce qui explique l'immunité de la côte occidentale, protégée par la chaîne des Cordillères par rapport à la côte orientale, baignée par l'océan Pacifique.

D'après Dutrouleau, la fièvre jaune ne serait réellement endémique que dans les Grandes Antilles et sur les rivages du Golfe du Mexique (zone amarillogène).

Sous le nom de zone amarille on décrit les régions dans lesquelles la maladie quoique fréquente ne semble pas toutefois y prendre naissance : elle y est importée (Sud-Est des Etats-Unis, Louisiane, Brésil).

En Afrique, le Sénégal est souvent atteint et on semble croire qu'il est contaminé par la Gambie et le Sierra Leone.

Causes prédisposantes de la maladie. — Il est un fait constant, que les plaines offrent à la maladie un champ plus favorable ; l'encombrement, la misère et peut-être même l'humidité ont une influence assez considérable. On constate, l'hiver, la cessation d'épidémies qui peuvent reprendre avec la saison chaude.

Les habitants d'un pays sont moins exposés que les nouveaux venus. L'acclimatement offre une sécurité incontestable. Acquis par un séjour prolongé, il peut se perdre à la suite d'une absence suivie de retour (Dutrouleau).

La fièvre jaune est l'apanage de tous les âges ainsi que des deux sexes.

L'altitude, avons-nous vu, confère l'immunité. A l'origine d'une épidémie, tous les individus menacés gagnent les hauteurs des environs d'une ville.

La grande chaleur du milieu de la journée crée également une immunité temporaire : c'est le moment que choisissent naturellement les médecins pour visiter leurs malades.

Modes de contagion. — La transmission directe par le malade n'est plus à démontrer. En 1851, une épidémie survient à Saint-Nazaire à bord du navire *Anne-Marie*. Le docteur Chaillou, établi à 7 kilomètres de la ville (et qui n'y avait pas été), meurt de la fièvre jaune après avoir soigné des ouvriers qui contribuèrent au déchargement du navire.

L'eau, les objets et bagages, les locaux ont une influence connue pour la propagation, et la commission qui revient actuellement du Brésil en France semble avoir démontré le contage par les moustiques (1903).

Incubation. — La durée de l'incubation paraît être de quatre à six jours.

Le Décret de 1896 assigne une période d'observation de neuf jours.

Symptomatologie. — Le plus souvent la fièvre jaune débute sans prodromes.

A la première période, *période d'invasion,* le malade est pris d'un frisson violent de céphalalgie, de courbatures, de rachialgie *(coup de barre), d'anxiété épigastrique.*

Le thermomètre indique une élévation de température. Celle-ci atteint 40 ou 41° d'après Nœgelé.

La peau est rouge, la soif est ardente ; les yeux du malade injectés, hagards, le délire, l'agitation, l'insomnie constituent un *faciès sui generis* qui ne trompera pas le clinicien expérimenté.

Au bout du deuxième jour, apparaissent des vomissements alimentaires qui ne tardent pas à devenir bilieux. Les urines sont rares et peuvent contenir de l'albumine. Le malade présente déjà une odeur particulière, comparée à celle de la paille pourrie.

Cette première période, très tumultueuse, a une durée moyenne de trois jours. A ce moment survient une rémission qui peut être trompeuse *(détente lugubre)* ou bien, au contraire, conduire le malade vers une deuxième période légère et courte.

Période d'ictère. — Si la détente produite se maintient, un ictère léger apparaîtra, les précédents symptômes s'amenderont et la convalescence ne tardera pas à survenir.

Dans le cas contraire, la température fléchissant, l'intensité des précédents symptômes devenant moindre, l'ictère apparaît provoquant un soulagement attendu, malheureusement de courte durée ; l'ictère apparu, tantôt pâle, tantôt fort accentué, les urines sont nettement ictériques tandis que les selles conservent leur coloration (il n'y a pas, en effet, de rétention).

Les vomissements du début deviennent noirs. Les phénomènes redoublent d'intensité. On observe chez les femmes des métrorragies et des avortements. Chez l'homme, des hémorragies intestinales et du pharynx, du purpura.

Le pouls s'abaisse à 40 pulsations et la mort survient souvent par urémie.

Formes. — On observe plusieurs formes de fièvre jaune : Forme *adynamique ; — ataxique ; — ataxo-adynamique. — Forme typhique ; — délirante ; — ambulatoire*.

La durée totale de la maladie est de six à dix jours. La forme ambulatoire est de beaucoup la plus dangereuse, car les malades continuant à se promener, peu incommodés, contribuent au développement d'une épidémie.

Anatomie pathologique. — Le cadavre est jaune et la rigidité cadavérique survient rapidement : des pétéchies et des ecchymoses succèdent rapidement à la cessation de la vie.

Les lésions sont de nature stéatogène.

Les muscles sont desséchés.

Le cerveau est jaunâtre et souvent hyperémié.

Le cœur est augmenté de volume et ramolli.

Le sang est noir, diffluent.

L'estomac, rempli de sang noir (vomito negro), est distendu par des gaz.

Le foie, atteint de dégénérescence graisseuse, est couleur de café au lait.

Le rein est aussi en état de dégénérescence graisseuse, il est turgide.

La rate est intacte.

Le DIAGNOSTIC ne comporte pas de difficultés.

CHAPITRE IV

Le programme semble bien viser particulièrement
la peste, le choléra et la fièvre jaune. Pour éviter
toutes surprises, il nous a paru utile de remettre
sous les yeux des candidats, pour le tout dernier moment, le plan de deux questions qui pourraient être
posées et dont l'observation est rare. (Cf. Dieulafoy,
Pathologie interne, Masson, éditeur).

a) Suette miliaire.

Fièvre épidémique caractérisée par une éruption
vésiculeuse et des sueurs très abondantes.

Début brusque le plus souvent — apparition d'une
sueur abondante deux jours après, éruption (petites
taches rouges semblables à celle de la rougeole ou
petites vésicules sans coloration (miliaire blanche)
commençant par le tronc. Courbatures, anorexie,
pouls à 120 pulsations ; un bien-être succède à l'éruption.

Période de desquamation.

Dans les cas graves, symptômes nerveux, contrac-
tures, convulsions, délire, coma.

Durée totale, 12 jours.

Convalescence longue (anémie).

Apanage de tous les âges.

Diagnostic différentiel de la rougeole et de la scar-
latine : sueur, éruption spéciale, constriction épigastrique fréquente. — On ne constate ni coryza ni catarrhe bronchique, ni angine, ni rougeur de la gorge.

b) Typhus

Autres noms : Typhus fever, typhus exanthématique, fièvre pétéchiale. Surtout en Irlande et en Sibérie. Rapporté de Crimée en France en 1856, il réapparut en 1870 en Bretagne, en 1892 à Paris venant de Nanterre (maison départementale). Épidémique et contagieux.

Le typhus exanthématique est une maladie épidémique, infectieuse et contagieuse que caractérisent la stupeur, la prostration, du délire et des éruptions accompagnées de pétéchies.

Symptômes : Début brusque sans prodromes, frisson avec céphalalgie et dépression, vertige, bourdonnements d'oreilles, douleurs musculaires, agitation et délire.

Parole hésitante, catarrhe bronchique, toux. Langue sèche.

Douleurs à l'épigastre et au pharynx. Ventre libre, rate augmentée de volume. Constipation.

Vers le 4ᵉ jour, maximum de fièvre 40, 41 et 42 ; rémission au huitième jour ; le pouls est et demeure fréquent 110, 120 (grave au-dessus).

Éruption de taches roses (semblables à celles de la rougeole), apparaissant le 4ᵉ jour. Elles apparaissent sur la poitrine et envahissent tout le corps, disparaissant sous le doigt. Elles peuvent devenir des pétéchies (fâcheux augure).

Urine albumineuse.

Les événements se déroulent plus ou moins bruyants et, s'il y a lieu, la défervescence se produit vers le 15ᵉ jour.

Complications : celles de la fièvre typhoïde.

Formes : légère, abortive, foudroyante.

TROISIÈME PARTIE

BACTÉRIOLOGIE

Nous étudierons dans cette 3ᵉ partie les connaissances exigées des candidats tant en ce qui concerne les agents pathogènes et morbides spécialement visés par les décrets et règlements, que les microbes spéciaux aux différentes maladies infectieuses.

Tout d'abord, il nous faudra décrire la technique opératoire, puis nous procéderons à l'étude des principaux bacilles, de ceux qu'il est d'usage de demander à l'examen.

I

TECHNIQUE OPÉRATOIRE

Microscope. — Le premier instrument nécessaire est le microscope, trop connu pour que nous en ayons à faire ici une description. — Les plus souvent employés sont ceux de Zeiss et de Verick. — Il suffira de veiller à la propreté des lentilles, qui ne doivent être nettoyées qu'au liège, et à la mise au point. Pendant toute la durée de l'examen d'une préparation, le candidat aura soin de tenir entre le pouce et l'index la vis micrométrique, pour la recherche des détails.

Immersion. — On entend par là l'opération qui consiste, avant de placer la plaque à examiner sous le champ de l'oculaire, à faire tomber sur la préparation une goutte de baume de cèdre, en ayant bien soin ensuite de faire plonger l'objectif dans ce liquide : procédé qui présente, dans certains cas, de grands avantages au point de vue de la netteté.

Lamelle. — Pour procéder à un examen bactériologique sous le champ du microscope, on prend en premier lieu la matière à examiner avec une aiguille en platine terminée par un petit crochet préalablement stérilisé par le feu. Ce crochet, porteur du liquide suspect, sert à étendre une couche fort légère dudit liquide sur une lamelle de verre très propre et convenablement essuyée, voire passée au feu. Si la préparation est non liquide mais au contraire solide, on a soin d'étendre d'abord une goutte d'eau sur la lamelle et de délayer ensuite avec le crochet de platine la matière à examiner. Cette lamelle ainsi surchargée doit être séchée lentement à l'air.

Ajoutons qu'il convient de préparer, pour l'examen qui fait l'objet de cet ouvrage, autant de lamelles qu'il y aura de procédés de coloration employés.

Méthodes de coloration. — Il faut maintenant mettre en relief les éléments de la préparation par la coloration. A cet effet, on a recours aux méthodes suivantes :

Les couleurs les plus souvent employées sont celles d'aniline, la fuchsine, le violet de gentiane, la thionine, le bleu de méthylène, etc. Nous donnerons la formule des trois solutions le plus souvent employées, en insistant sur l'importance de la solution de Jiehl et de la méthode de Gram à cause même de l'importance qu'elles tirent à cette heure de leur usage constant.

8

Solution d'Erlich :

Eau d'aniline	0 gr. 10 cc.
Solution alcoolique de violet de gen-tiane.	1 gr.

Solution de Jiehl :

Fuchsine	0 gr. 25 c.
Acide phénique neigeux.	5 gr.
Alcool à 90°	10 gr.
Eau distillée	100 gr.

Méthode de Gram : Elle se compose de deux solutions :

1°
Solution alcoolique saturée de thio-nine.	0 gr. 10 cc.
Solution phéniquée à 10/1000. . . .	0 gr. 100 cc.

2°
Iode bi-sublimé	1 gr.
Iodure de potassium	2 gr.
Eau distillée	200 cc.

Lorsque les préparations ont été mises en contact avec le Gram, si les bacilles restent colorés, on dit qu'elles *prennent le Gram;* lorsqu'ils sont décolorés, on dit qu'elles ne *prennent pas le Gram.* Il est nécessaire de bien retenir ces deux expressions, qui reviennent à propos de l'étude de chaque agent pathogène.

Exemple :

Prenons une pièce à examiner et supposons qu'il s'agisse d'une culture sur gélose du bactérium coli.— On fera à l'aide de lamelles deux préparations distinctes.

Sur la première de ces lamelles, dont on aura affirmé au préalable la plus grande propreté et à l'aide de l'aiguille en platine recourbée en crochet à son extrémité, on placera une goutte d'eau, puis on pren-

dra dans le tube de culture, toujours à l'aide de l'aiguille, une parcelle solide de la matière que l'on placera
dans une goutte d'eau, en la délayant le plus possible.
— On fera sécher. — On ajoutera ensuite, à l'aide
d'un compte-gouttes, deux ou trois gouttes de solution
de Jiehl. Cette préparation, séchée lentement, pourra
alors être placée sous le champ du microscope.

Sur la deuxième lamelle on placera de même une
goutte d'eau et de la matière à examiner. A l'aide d'un
compte-gouttes mettre une solution colorante, du violet
de Colombo, par exemple. Une trentaine de secondes
après on ajoutera à la préparation quelques gouttes
de Gram, puis on fera sécher. Enfin on fera tomber,
si on désire l'immersion, une goutte de baume de
cèdre sur la préparation et on placera la lamelle sous
le champ du microscope.

Dans le premier cas on constatera une coloration
nette du bacille. Dans le deuxième, la préparation
sera décolorée : on dit qu'elle ne prend pas le Gram.

CARACTÈRES DES PRINCIPAUX MICROBES

QU'IL EST D'USAGE DE DEMANDER AUX EXAMENS

Bacille du choléra ou bacille virgule de Koch
(Figure 1).

On le recherche soit dans des selles de cholériques, soit dans une eau suspecte.

Pour en faire une culture nette, on prélève une partie de ces matières fécales ou une certaine quantité d'eau incriminée qu'on ensemence dans de l'eau peptonée contenant 1/100 de sel marin, 1/100 de peptone et 2/100 de gélatine. Le récipient ensemencé est laissé à l'étuve à 37°

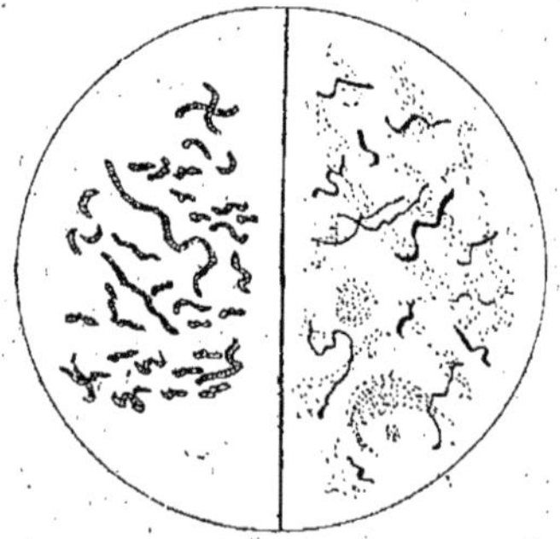

Fig. 1.

pendant 7 ou 8 heures. — Ces microbes montent et se rassemblent à la superficie du liquide et y forment un voile. Ce voile suffit généralement pour donner des cultures assez pures. Toutefois, on peut encore purifier ces dernières en ensemençant ce voile dans une nouvelle eau peptonée.

Caractères particuliers et coloration: — Petits bâtonnets recourbés en virgule, d'où le nom de bacille virgule. Sont terminés par un cil vibratile leur donnant une extrême mobilité.

Dans les cultures un peu anciennes on trouve des filaments en forme de spirale (à droite de la figure).

Sont avides d'oxygène.

Sont colorés par les couleurs d'aniline.

Ne prennent pas le Gram.

Eau peptonée : — C'est le meilleur milieu de culture pour le bacille du choléra. Au bout de quelques heures à peine (7 ou 8), il s'est formé à la surface un voile très net qui contient presque tous les agents pathogènes de la préparation.

Gélatine : — La gélatine se liquéfie sous l'influence de ce bacille. Au bout de 2 jours on aperçoit des bulles d'air très manifestes sur la plaque.

Gélose : — Enduit épais ne présentant rien de bien défini.

Sérum : — Les colonies liquéfient le sérum.

Pomme de terre : — Couche brumâtre à 37.°.

Bouillon : — Forme sur le bouillon une couche mince avec l'aspect d'une pellicule blanchâtre.

Expérimentation : — Une piqûre intrapéritonéale provoque, chez le cobaye, une mort rapide par septicémie.

Bacille de la peste (découvert en 1894 par Yersin et Kitasato).

(Figure 2).

A l'aide d'une seringue dont l'aiguille pénètre dans un bubon de pestiféré, on aspire de la sérosité ou du pus. Ce liquide est ensemencé sur gélose. Puis on fait à une souris une injection sous-péritonéale de la culture. Au bout d'une trentaine d'heures en moyenne l'animal meurt.

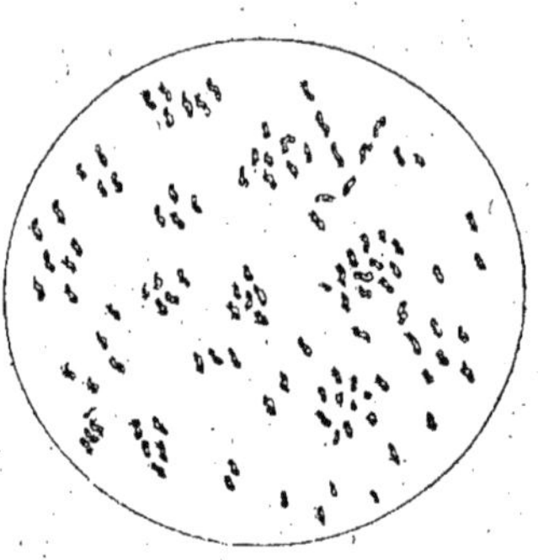

Fig. 2.

Caractères et coloration : — Bâtonnets très courts, trapus, semblant plus clairs au centre parce que la coloration a plus de prise sur les extrémités.

Ce bacille est coloré par les couleurs d'aniline et décoloré par le Gram.

Anaérobie et aérobie.

Gélatine : — Ne liquéfie pas la gélatine et forme au bout de peu de temps des colonies blanchâtres en forme de boules.

Gélose à 37° : — Milieu de culture de choix. Forme des colonies blanchâtres qui, au bout de quelque temps, si on ajoute un peu de chlorure de sodium à la préparation, prennent l'aspect de grosses boules blanches.

Bouillon : — Les bacilles se réunissent en forme de petits grains adhérant aux parois ou au fond du tube.

Expérimentation : — On fait une inoculation, de préférence intrapéritonéale, à une souris ou à un cobaye. Au bout d'une trentaine d'heures environ, ces animaux meurent par septicémie.

Bacterium Coli

(Figure 3).

On prélève ce bacille soit dans des matières fécales
soit dans une eau sus-
pecte. Le milieu de cul-
ture de choix est la
pomme de terre (milieu
d'Elsner). Se trouve très
souvent avec le bacille
d'Eberth. Du reste, il
ressemble beaucoup à
ce dernier et les mêmes
procédés de culture con-
viennent aux deux. Le
meilleur moyen de le dif-

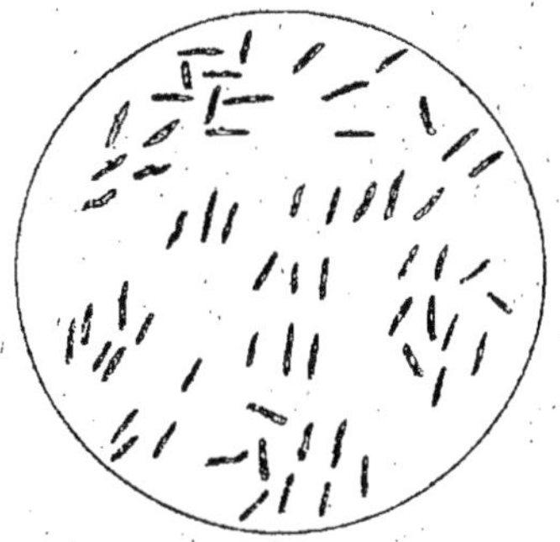

Fig. 3.

férencier, consiste dans l'emploi de la teinture de
tournesol. En présence de ce liquide, la préparation
contenant le bactérium coli tourne au rouge ; dans
l'autre cas, la préparation garde la coloration bleue.
(Le bacille d'Eberth forme une culture alcaline, celle
du bacterium coli est acide).

Caractères et coloration : — Bacilles allongés (longueur
environ 3 fois plus grande que la largeur), beaucoup
de ressemblance avec le bacille d'Eberth.

Se trouve surtout dans l'intestin, dans les matières
fécales et dans l'eau.

Décoloré par le Gram.

Aérobie.

Gélatine : — Cultures au bout de peu de temps d'un blanc
grisâtre. Ne liquéfie pas la gélatine.

Gélose : — Si, à une préparation sur gélose lactosée, on
ajoute de la teinture de tournesol, la coloration obte-
nue est rouge.

Bouillon : — Trouble rapidement le bouillon et il se dé-
gage une odeur fécaloïde très prononcée.

Pomme de terre : — Milieu très favorable, (milieu d'Eslner).
Colonies d'abord d'un jaune doré, puis coloration
verte au bout de quelque temps.

Expérimentation : — L'injection intrapéritonéale provoque
chez le cobaye de la diarrhée et une mort rapide.

Bacille de la fièvre typhoïde ou Bacille d'Eberth
(Figure 4).

On doit le rechercher
soit dans des selles, soit
dans de l'eau suspecte.
On l'ensemencera sur
gélatine ou sur bouil-
lon, en ajoutant quelques
gouttes d'eau phéniquée
pour éviter que d'autres
bacilles que celui d'E-
berth et le bacterium
coli puissent se dévelop-
per.

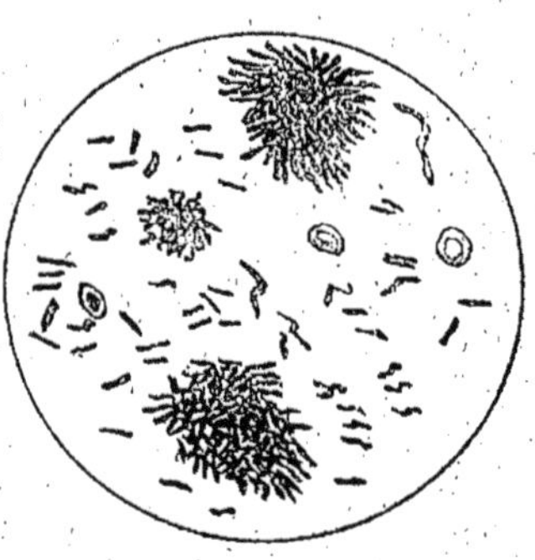

Fig 4.

Caractères et coloration : — Bâtonnets assez mobiles, allongés (3 fois plus longs que larges), pourvus de
cils, ressemblent beaucoup au bactérium coli (1).

On le trouve dans les matières fécales, dans l'eau
et le sol.

Coloré par les couleurs d'aniline; décoloré par le
Gram.

Gélatine : — Ne liquéfie pas la gélatine sur laquelle il forme
des colonies arrondies en formes de points et de
couleur jaunâtre.

Gélose : — Dans la gélose lactosée additionnée de teinture
de tournesol, la coloration reste bleue, ce qui est
la meilleure façon de distinguer ce bacille du bactérium coli, dont la préparation vire au rouge par
l'addition de teinture de tournesol.

(1) Les agglomérations de la fig. 4 sont anormales ainsi que les
cellules.

Bouillon : — Odeur fécaloïde. On constate rapidement un trouble, puis les grumeaux tombent au fond du tube et le reste du liquide devient clair.

Sérum : — Rien de particulier.

Pomme de terre : — La surface devient vernissée, toutefois les cultures s'y développent bien et forment des colonies brunâtres.

Expérimentation : — L'injection intra-péritonéale chez le cobaye provoque rapidement la mort par septicémie.

Bacille de la Diphtérie ou de Lœffler
(Figure 5).

C'est dans les fausses membranes seules qu'on le trouve. Souvent le siège de ces fausses membranes est la gorge (1). C'est à l'aide d'un tampon ouaté qu'on va les chercher en tournant et retournant plusieurs fois le tampon. Ces fausses membranes seront ensemencées dans des tubes contenant du sérum à 37°. Au bout de la 14e ou 15e heure, on pourra examiner les colonies déjà formées.

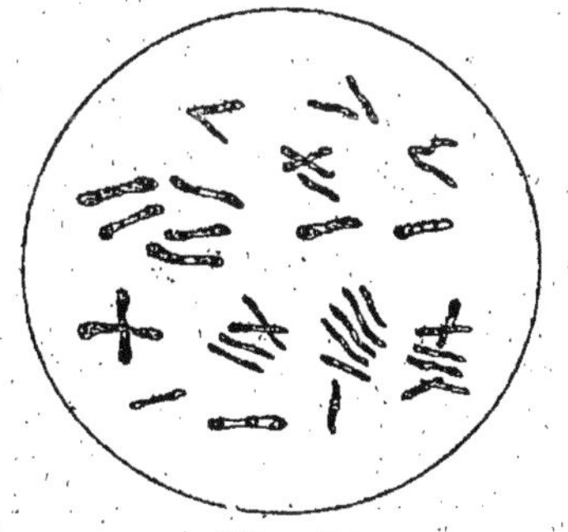

Fig. 5.

Roux et Yersin ont démontré que ce bacille produisait une toxine qui provoque en injection sur le cobaye une mort aussi rapide qu'après inoculation du bacille de la diphtérie lui-même.

Caractères et coloration : — Bâtonnets assez longs, généralement séparés, souvent en forme de V, renflés à chacune de leur extrémité.

(1) Les fausses membranes peuvent siéger sur toutes les muqueuses (vulve, anus).

Facilement colorés par les couleurs d'aniline, non décolorés par le Gram.

Aérobie et anaérobie.

Gélatine : — Se cultive mal sur la gélatine qu'il ne liquéfie pas.

Gélose : — Culture meilleure que sur gélatine, mais moins bonne que celle qui est faite sur sérum.

Sérum à 37° : — Milieu de choix. Au bout d'environ 14 ou 15 heures, petites boules blanches grandissant rapidement.

Bouillon : — Sur du bouillon de veau à 37°, il se forme rapidement des grumeaux qui tombent au fond du tube.

Expérimentation : — L'injection sous-cutanée ou intrapéritonéale provoque la mort du cobaye en 36 ou 48 heures. Au point d'inoculation il se forme une fausse membrane contenant les bacilles qu'on ne trouve nulle part ailleurs.

Staphylocoque

(Figure 6).

Le staphylocoque comprend plusieurs espèces : la plus répandue est le staphylocoque doré. Il est l'agent pathogène de plusieurs maladies infectieuses telles qu'abcès, anthrax, furoncles. On le prélève généralement dans du pus et on l'ensemence ensuite sur gélose . Cette culture montre des points ronds comme ceux du streptocoque, qui sont réunis non en chaînettes mais en grappes.

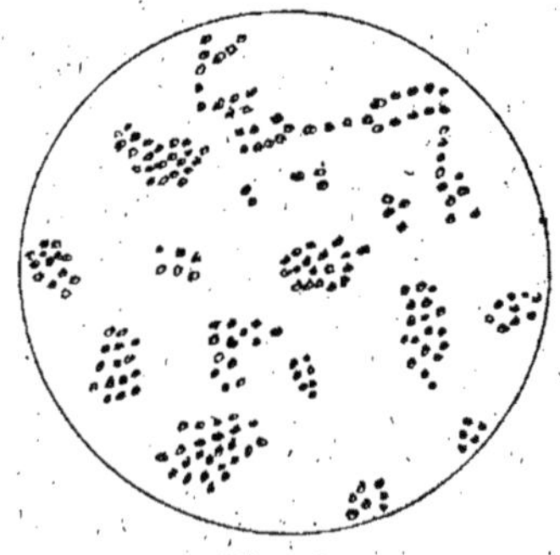

Fig. 6.

Caractères particuliers et coloration : — Se présente sous forme de points arrondis groupés en grappes. On le trouve surtout dans le pus ainsi que dans l'air et dans l'eau.

Sont décolorés par le Gram.

Anaérobie.

Gélatine : — Forme sur gélatine qui est liquéfiée des colonies jaunâtres.

Gélose : — Forme sur gélose des colonies jaunes comparables à celles qui se forment sur gélatine.

Sérum : — Colonies semblables à celles qui sont obtenues sur gélatine et gélose.

Bouillon : — Trouble léger et dépôt, peu de temps après au fond du tube.

Pomme de terre : — Forme à la surface une couche très légère mais nettement jaune.

Expérimentation : — Injection sous-cutanée à un lapin, vastes abcès et mort par septicémie. A l'autopsie on le retrouve surtout dans les capillaires viscéraux.

Streptocoque

(Figure 7).

Le streptocoque est l'agent de plusieurs maladies infectieuses telles que l'érysipèle, la fièvre puerpérale, etc. On le rencontre dans le sang, dans les sérosités, dans l'eau même, mais surtout dans le pus. L'ensemencement de ce bacille sur gélose donne des chaînettes longues, tortueuses ou flexueuses, absolument typiques.

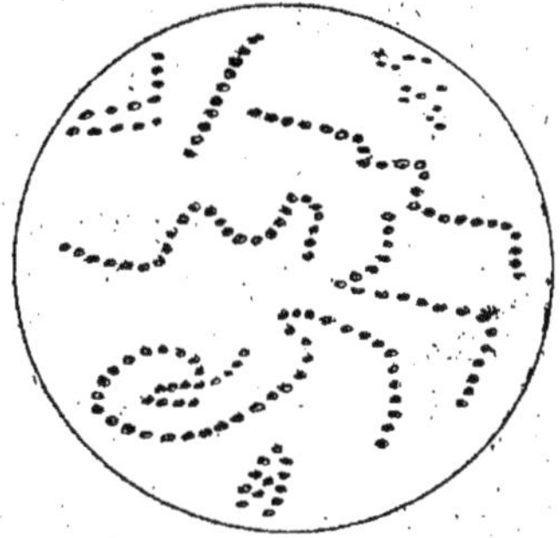

Fig. 7.

Caractères et coloration : — Se présente sous forme de

points arrondis, réunis en chaînettes généralement flexueuses. Se colore facilement par les couleurs d'aniline et n'est pas décoloré par le Gram.

Aérobie et anaérobie.

Gélatine : — Forme colonie blanchâtre.

Gélose : — Forme également colonies blanchâtres.

Bouillon : — Tout d'abord un trouble, mais au bout d'une dizaines d'heures le liquide s'éclaircit et il se forme au fond du tube un dépôt analogue à des grains de sable.

Pomme de terre : — Il ne se produit rien.

Expérimentation : — En injection sous-cutanée dans l'oreille du lapin, provoque un érysipèle. On retrouve le streptocoque dans le sang, à l'autopsie.

Bacille de la grippe ou de Pfeiffer.
(Figure 8).

Pour sa recherche on prend des crachats aussi épais que possible qu'on lave plusieurs fois dans de l'eau stérilisée. On les place ensuite entre deux lamelles qu'on colore avec la solution de Jiehl. Pour les cultiver, on se sert uniquement de la gélose au sang, les autres procédés de culture ne donnant aucun résultat précis.

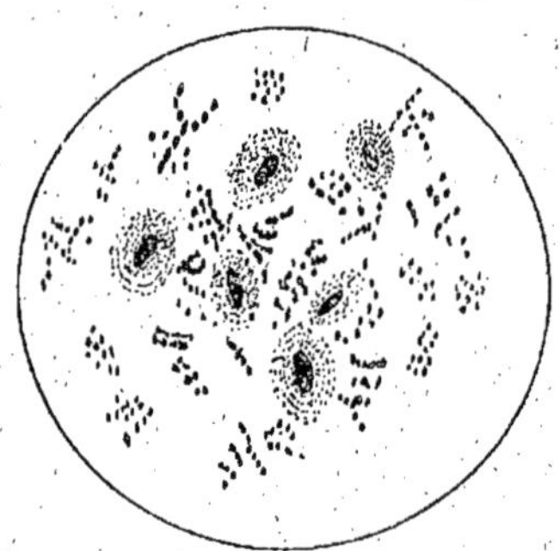

Fig. 8.

Caractères et coloration : — Bâtonnets très petits, courts, arrondis, difficilement colorés par les couleurs d'aniline, assez bien colorés par la solution de Jiehl, décolorés par le Gram.

Aérobie et anaérobie.

Gélose au sang à 37° : — Le milieu de choix est la gélose sur laquelle on ajoute quelques gouttes de sang humain ou de cobaye. Au bout de 2 jours, il s'est formé de toutes petites colonies visibles seulement à la loupe.

Gélatine, sérum, bouillon : — Ces milieux ne donnent aucune préparation nette.

Expérimentation : — En injection intrapéritonéale chez le lapin, provoque la mort au bout d'une journée.

Bacille de la tuberculose ou bacille de Koch.
(Figure 9).

On peut surtout le rencontrer dans les crachats des malades atteints de tuberculose pulmonaire. On prend la partie la plus verte de ces crachats, qu'on place après lavage dans de l'eau stérilisée entre deux lamelles. On traite à la liqueur de Jiehl et on place la préparation sous le champ du microscope. On voit alors

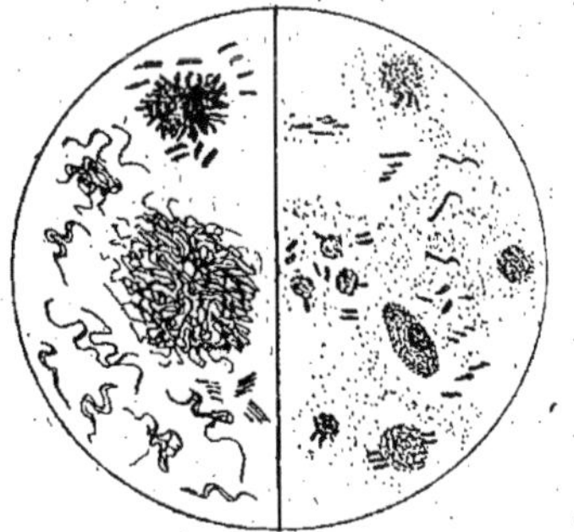

Fig. 9.

des bâtonnets rouges. Les cultures dans le bouillon après filtration et addition de glycérine produisent une toxine appelée tuberculine, qui sert à la recherche de la tuberculose chez les bovidés.

Caractères et coloration : — Bâtonnets droits, fins, réunis parfois en amas.

Se colore très difficilement sauf par la méthode de Jiehl à chaud.

Reste coloré par le Gram.

Gélatine : — Ne donne rien.

Gélose : — Ne donne généralement rien, si ce n'est au bout de plusieurs jours.

Sérum : — Comme pour la gélose.

Bouillon : — Milieu de choix. Il se forme dans du bouillon glycériné une couche analogue à une membrane blanche, sèche et plissée.

Pommes de terre : — Il se forme à la surface une épaisse couche grisâtre.

Expérimentation : — En inoculation intrapéritonéale chez le cobaye, produit de la tuberculose généralisée. L'animal meurt au bout de 15 à 20 jours. A l'autopsie, on trouve des granulations généralement disséminées.

Pneumocoque

(Figure 10).

Se rencontre dans le pus, quelquefois dans l'eau, mais surtout dans les crachats. C'est là qu'il convient de le rechercher. On se servira ensuite de deux lamelles en les glissant l'une sur l'autre. Se cultive surtout sur gélatine et sur bouillon.

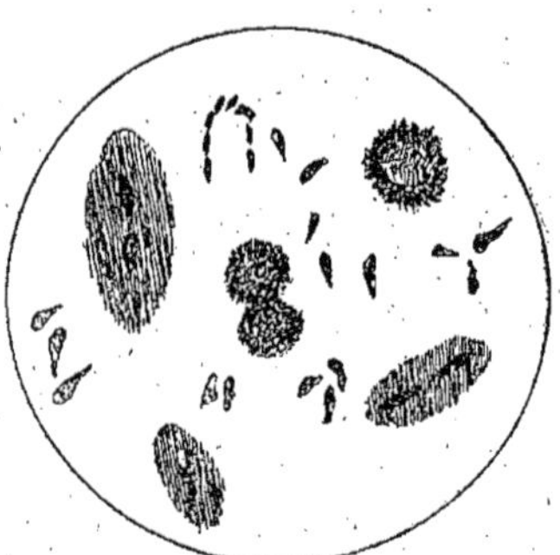

Fig. 10.

Caractères et coloration : — Bacilles gros, ovales, en forme de grains de blé, généralement deux par deux se regardant par leurs extrémités. Sont entourés d'une capsule incolore. Se présentent également ment disposés en chaînettes courtes.

Se colorent par les couleurs d'aniline, ne sont pas décolorés par le Gram.

Gélatine : — Ne liquéfient pas la gélatine. Au-dessus de 24° forment des colonies grisâtres.

Gélose : — Petites colonies en forme de gouttes de rosée.

Sérum : — Sur sérum de lapin, colonies analogues à celles de la gélose.

Bouillon : — Trouble léger et dépôt peu de temps après au fond du vase.

Pomme de terre : — Aucun résultat.

Expérimentation : — Un injection sous-cutanée provoque chez la souris une mort rapide par septicémie. On retrouve le bacille dans le sang et surtout dans la rate, qui est hypertrophiée.

Bacille du charbon

(Figure 11).

On prend de la sérosité ou du pus au niveau de la papule charbonneuse. On peut procéder de suite à un examen microscopique en plaçant un peu de cette sérosité entre 2 lamelles. Mais pour avoir une préparation plus nette, plus caractéristique, il faut recourir à l'ensemencement.

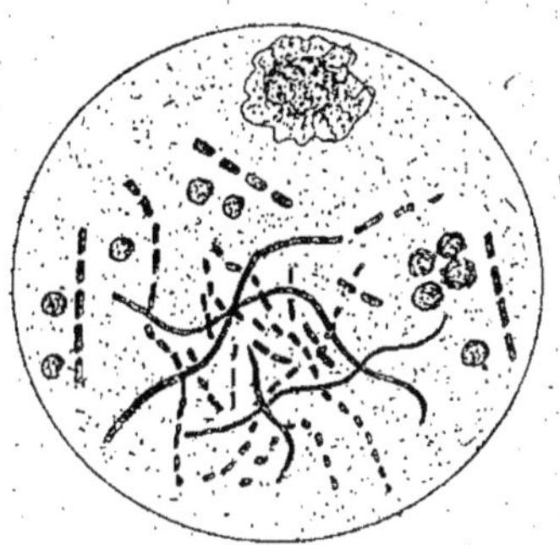

Fig. 11.

Caractères et coloration : — Bâtonnets épais souvent réunis bout à bout en forme de filaments. Ces filaments s'entrecroisent souvent, formant une masse ressemblant à un fagot.

Se colore par les couleurs d'aniline et par le Gram.

Aérobie.

Gélatine : — Forme des colonies en forme de chevelure. La gélatine est bientôt liquifiée.

Gélose : — Colonies blanchâtres et dentelées.

Sérum : — Colonies blanchâtres ressemblant beaucoup aux précédentes.

Bouillon : — Se trouble d'abord puis s'éclaircit au fur et à mesure que des flocons blanchâtres tombent du fond du vase.

Pomme de terre : — Cendre épaisse blanchâtre avec bords dentelés.

Expérimentation : — Après injection intrapéritonéale au cobaye, œdème gélatineux au niveau de la piqûre et mort rapide.

Gonocoque de Neisser

(Figure 12).

Se recherche dans les filaments de l'urine ou dans le pus uréthral des malades atteints de blennorrhagie. Il est souvent nécessaire de faire beaucoup de préparations avant d'arriver à conclure.

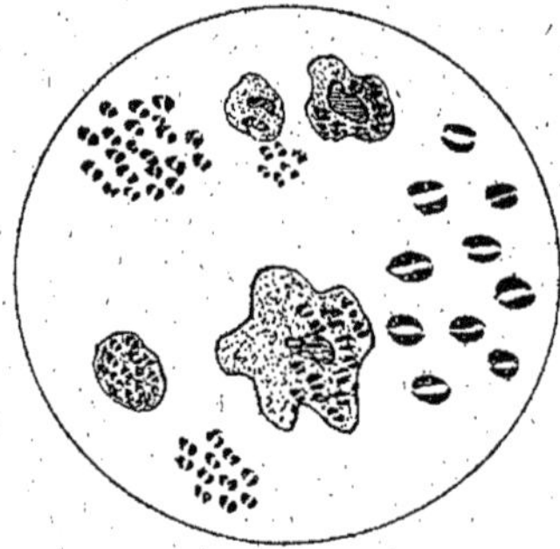

Fig. 12.

Caractères et coloration : — Petits grains presque toujours réunis 2 par 2, ayant la forme de grains de café ou de haricots tournés l'un vers l'autre par leur face concave.

Sont colorés par les couleurs d'aniline, ne sont pas colorés par le gram.

Gélatine : — Se cultive sur la gélatine acide qu'il ne liquéfie pas, mais ne donne rien de bien net.

Gélose : — Le milieu de choix est celui qui a été préconisé par Mertheim et qui se compose, à parties égales, de gélose peptonisée et de sérum humain. Vers le 3ᵉ jour, il se produit des colonies blanchâtres de la grosseur d'une tête d'épingle.

Bouillon : — S'y développe très mal.

Pomme de terre : — Ne s'y développe pas.

Expérimentation : — Jusqu'ici on n'a rien obtenu de décisif.

Actynomycose

(Figure 13).

Cette maladie est due à un champignon, l'actinomyces. Son lieu d'élection est principalement sur les gencives et sur la langue, où elle se présente sous forme de tumeurs microscopiques. Dans les crachats on trouve des grains jaunâtres que l'on prélève, qu'on lave ensuite dans de l'eau stérilisée et auxquels on ajoute un peu de glycérine avant d'examiner au microscope. Les meilleures cultures sont obtenues sur de la gélose glycérinée.

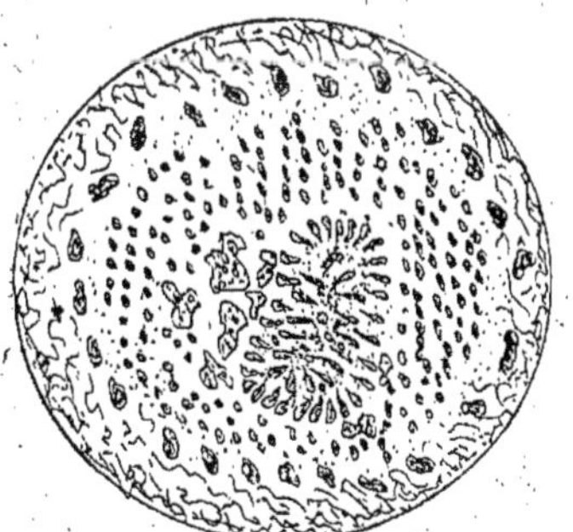

Fig. 13.

Caractère et coloration : — Se présente sous forme de filaments mycéliens terminés en poire et enchevêtrés.

Sont colorés par le Gram.

Aérobie et anaérobie.

Gélatine : — Liquéfie la gélatine et y pousse mal.

Gélose : — Milieu de choix ; y forme des colonies blanchâtres.

Sérum : — Produit des colonies blanchâtres.

Bouillon : — Grains jaunes gris qui s'amassent au fond du tube.

Pomme de terre : — Forme une couche épaisse de spores analogue à du velours.

Expérimentation : — N'a donné rien de concluant jusqu'ici.

Bacille du tétanos

(Figure 14).

Se trouve un peu partout, surtout dans les lieux fréquentés par les chevaux. Pour établir le diagnostic, le mieux est de prélever de la sérosité s'écoulant de la plaie et d'employer la méthode expérimentale. Toutefois on peut avoir recours à la préparation sur gélose, sans qu'on puisse augurer d'un résultat probant. On obtient une toxine aussi virulente que le bacille.

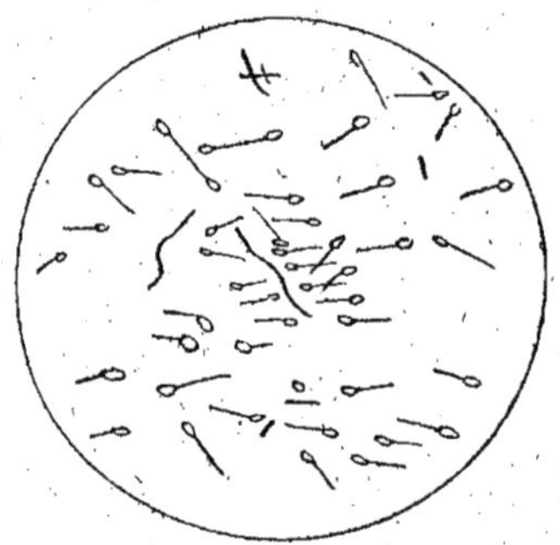

Fig. 14.

Caractères et coloration : — Bacilles longs, fins, terminés généralement par une spore, ce qui leur donne l'aspect d'une baguette de tambour.

Coloré par les couleurs d'aniline et le Gram.

Anaérobie.

Gélatine : — Produit des colonies arrondies, arborescentes. La gélatine se liquéfie ensuite.

Gélose : — Mauvaise préparation.

Sérum : — Rien de saillant si ce n'est des dégagements de gaz.

Bouillon : — Au bout de quelque temps, prend une odeur
    comparable à celle de la corne brûlée.

Pomme de terre : — Colonies apparaissant mal.

Expérimentation : — L'injection sous-cutanée provoque
    chez le cobaye et la souris des accidents tétaniques
    caractéristiques et la mort apparaît au bout de 1 à
    3 jours.

Morve et Farcin

(Figure 15).

Maladies du cheval, très transmissibles à l'homme.
On en recherchera le ba-
cille dans le jetage des
animaux qui en sont at-
teints. L'examen micros-
copique n'est pas tou-
jours probant, mais l'i-
noculation aux animaux
détermine des symptô-
mes caractéristiques. On
a pu obtenir de ce ba-
cille une toxine appelée
malléine qui permet de
reconnaître les chevaux atteints de morve.

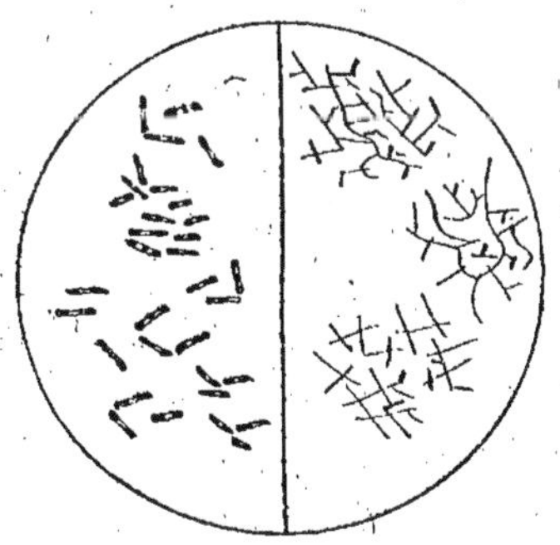

Fig. 15.

Caractères et coloration : — Bâtonnets mobiles de la forme
    de ceux de Koch, mais plus épais, ont parfois la
    forme de chapelets. Ils peuvent aussi ressembler à
    des filaments.

    Colorés par les couleurs d'aniline, décolorés par
    le Gram.

Gélatine : — Ne donne rien.

Gélose : — Forme un enduit épais blanchâtre.

Sérum : — Y forme des colonies en formes de gouttes jau-
    nâtres.

Bouillon : — Se trouble d'abord, puis s'éclaircit à mesure qu'au fond du tube tombent des flocons blanchâtres.

Pomme de terre : — Milieu de choix, forme au bout de 2 jours une couche superficielle jaunâtre, qui dans les cultures un peu anciennes prendront la coloration du chocolat.

Expérimentation : — Une injection intrapéritoniale provoque chez le cobaye une orchite spéciale au bout d'un jour et demi à 2 jours.

QUATRIÈME PARTIE

PROPHYLAXIE

DES MALADIES PESTILENTIELLES ET PRATIQUE
DE LA DÉSINFECTION

———

Les moyens sociaux de défense contre les maladies infectieuses procèdent non seulement de la morale la plus vulgaire, mais encore des prescriptions étudiées plus haut, résultant des décrets concernant la législation sanitaire maritime et de la loi du 30 novembre 1892 rendant obligatoire la déclaration des maladies épidémiques. « Ces maladies, dit Vallin dans son rapport à l'Académie de médecine, doivent être justiciables non seulement de soins médicaux individuels, mais aussi d'une intervention administrative et de mesures sanitaires imposables dans l'intérêt de l'hygiène publique, car aucune ingérence ne peut avoir lieu dans le traitement du médecin habituel ».

L'arrêté du 23 novembre 1893 a dressé la liste suivante des maladies dont la déclaration est obligatoire (1).

(1) La tuberculose n'est pas déclarable (obligatoire à New-York) non plus que la syphilis (obligatoire dans le Danemark). La commission extra-parlementaire instituée par le Décret du 19 juillet 1903 a pour mission de mettre fin aux illégalités commises par la

<table>
<tr><td>1 Fièvre typhoïde.</td><td>8 Peste.</td></tr>
<tr><td>2 Typhus exanthématique</td><td>9 Fièvre jaune.</td></tr>
<tr><td>3 Variole et varioloïde.</td><td>10 Dysenterie.</td></tr>
<tr><td>4 Scarlatine.</td><td>11 Infection puerpérale (sauf</td></tr>
<tr><td>5 Diphtérie (croup et angine</td><td>lorsque le secret de la gros-</td></tr>
<tr><td>couenneuse).</td><td>sesse aura été reclamé).</td></tr>
<tr><td>6 Suette miliaire.</td><td>12 Ophtalmie des nouveaux-</td></tr>
<tr><td>7 Choléra et maladies cholé-</td><td>nés.</td></tr>
<tr><td>riformes.</td><td></td></tr>
</table>

La déclaration se fait au sous-préfet, qui remet dans ce but un carnet d'un modèle spécial à tout médecin, lors de l'enregistrement de son diplôme.

§ 1

Moyens de défense des nations.

Lorsqu'une épidémie de maladie infectieuse est déclarée, il y a lieu d'isoler les régions atteintes du reste du monde et on a recours à deux moyens, suivant qu'il s'agit d'enrayer la propagation par terre ou par mer.

Les cordons sanitaires ont pour but d'empêcher la propagation des épidémies par voie de terre. Ils sont organisés tant sur les zones mêmes du pays infecté qu'aux frontières des autres pays, si ceux-ci jugent nécessaire ce moyen de défense, en ce qui les concerne.

Ils sont composés de troupes, placées en nombre suffisant à tous les endroits de passage, qui ont pour mission de repousser, fût-ce par la force, les individus qui voudraient quitter le pays infecté, avec ou sans objets, sans présenter un passeport, dûment en règle, émanant des autorités sanitaires compétentes.

police des mœurs, qui prétend sévir dans le cas de maladies qui ne sont pas encore visées par les lois.

Les quarantaines instituées pour protéger l'invasion par mer ont pour objet d'empêcher les navires d'approcher d'un port contaminé et d'y prendre chargement de passagers ou de marchandises.

Au port d'arrivée et en vertu même des règlements en vigueur, l'inspection sanitaire des navires a pour but toutes les mesures de protection jugées utiles.

§ 2

Visite médicale des passagers et de l'équipage.

Lorsque le médecin de la santé le juge utile, il procède à l'examen médical de toutes les personnes provenant directement ou indirectement d'une région suspectée, en commençant par les sujets présumés sains. Il délivre à la suite de la visite un certificat qui aura pour conséquence :

a) la délivrance d'un passeport sanitaire.

b) la mise en observation,

c) l'isolement rigoureux en cas de maladie.

Le *passeport sanitaire* a pour objet de laisser poursuivre au passager son voyage, à l'arrivée au port, en prévenant toutefois le maire de la commune où il se rend des craintes justifiées par la provenance du dit voyageur et en enjoignant à ce magistrat de prendre, en cas d'indisposition, toutes mesures jugées utiles pour empêcher la propagation d'une maladie infectieuse.

La mise en observation sera faite à bord, s'il s'agit d'accidents en cours de route, ou à l'arrivée à un port non pourvu de lazaret. Dans ce cas, le navire sera mis en situation de n'avoir aucune communication extérieure pendant la durée de l'observation.

L'isolement aura lieu dans des cabines, ou seul le lit du bas sera employé.

En résumé, si les mesures prophylactiques doivent être prises à bord, le navire sera réparti en trois zones convenablement choisies, strictement séparées et comprenant :

1° Les individus sains,

2° Les individus mis en observation,

3° Les malades isolés entre eux ainsi que le personnel préposé aux soins de ces passagers.

S'il existe un lazaret (à Pauillac et à Marseille par exemple) c'est vers ce lieu d'isolement que sont réparties les catégories.

Un *lazaret* est un vaste établissement, éloigné autant que possible des villes, entouré de murs et par conséquent rigoureusement isolé, comportant lui-même quatre parties inaccessibles entre elles :

1° Le logement du médecin directeur ;

2° Des pavillons à chambres isolées pour les malades et le personnel médical ;

3° Des pavillons à chambres isolées pour les suspects ;

4° Des pavillons communs pour les individus sains mis en observation.

Comme annexes :

Un édifice réservé aux cultes,

Un cimetière suffisamment écarté,

Une ou plusieurs étuves à désinfection,

Des salles de bain et de douche.

Lorsqu'il n'existe pas de lazaret ou lorsqu'une épidémie apparaît dans une ville, il est toujours loisible de construire dans un lieu éloigné et propice des baraquements.

Dans le cas de débarquement des passagers et de l'équipage dans un lazaret, on procède dans l'ordre suivant :

1° Les passagers réputés bien portants,

2° Les suspects,

3° Les malades.

En second lieu on débarque les marchandises qui sont divisées en deux catégories :

1° Celles qui ne peuvent être désinfectées (détruites par le feu),

2° Celles qui peuvent être désinfectées (mise à l'étuve).

§ 3

Désinfection des marchandises, linge, vêtements, hardes, drilles, objets de literie, etc.

Tout ce qui est transportable et désinfectable est passé à l'étuve. Cette désinfection a pour but de détruire les agents infectueux et d'éviter la contagion médiate.

On emploie actuellement la désinfection à vapeur sous l'un des trois procédés suivants :

1° Étuve à vapeur fluente sans pression.

2° Étuve à vapeur dormante sous pression.

3° Étuve à vapeur fluente sous pression (mixte).

On emploie actuellement à bord les chaudières de Geneste Herscher fixes, qu'il est loisible de voir tant sur les navires que dans la visite faite à un lazaret avant l'examen ou, à défaut, au service municipal de la ville où sera subie l'épreuve. Cette étuve est du genre « à vapeur dormante sous pression ».

L'humidité de la vapeur et la haute température font courir moins de risques aux objets. La température est élevée à 133° ; puis, lorsque la désinfection est terminée, pour achever l'œuvre, on provoque une détente brusque pour rompre les bulles d'air et on ramène une seconde fois l'étuve à une température de 115°.

On peut mettre au milieu des objets des tubes témoins renfermant une matière fusible vers 110° pour vérifier si la température a bien été très régulièrement répartie.

§ 4

Désinfection des navires et des locaux par les agents chimiques.

Tous les objets mobiliers étant désinfectés à l'étuve, il convient de désinfecter les locaux. Dans ce but on a recours aux agents chimiques.

Toutes les parties accessibles sont l'objet de pulvérisations et de lavages énergiques avec les liquides suivants :

a) Bichlorure de mercure (sublimé corrosif) à $1\,°/_{00}$. On peut employer la solution de van Swieten étendue :

> Sublimé corrosif 1 gr.
> Alcool 100 gr.
> Eau distillée 900 gr.

b) Solution de sulfate de cuivre à $5\,°/_{0}$.
c) Lait de chaux à $20\,°/_{0}$.
d) Acide sulfurique à $1\,°/_{0}$.
e) Acide chlorhydrique à $1\,°/_{0}$.
f) Acide phénique à $1,5\,°/_{0}$.
g) Crésyl à $3\,°/_{0}$.

Les parties reculées qui ne peuvent être lavées ou pulvérisées, seront désinfectées au moyen d'antiseptiques gazeux qui contribueront aussi dans une large mesure à la destruction des rats :

a) Acide sulfureux obtenu en faisant brûler du soufre (on emploie 60 gr. par mètre cube) ; on laisse les pièces complètement closes pendant plusieurs heures.

b) Le chlore.

c) L'aldéhyde formique pur ou mélangé à 5 °/₀ de menthol dissous dans l'alcool méthylique.

§ 5

Les fosses d'aisances sont l'objet de nettoyages continuels en tous temps et plus encore lors d'une épidémie. Il est d'usage alors d'y mettre continuellement du sulfate de cuivre.

ADDENDUM

FRANCE

DÉCRET *du 21 septembre 1903* *prescrivant la destruction des rats à bord des navires*

ART. 1ᵉʳ. — La destruction des rats à bord des navires est obligatoire pour toutes les provenances de pays contaminés ou suspects de peste, soit en cours de traversée, soit à l'arrivée avant le déchargement.

ART. 2. — Cette destruction est exclusivement pratiquée au moyen des procédés ou appareils dont l'efficacité aura été reconnue par le comité consultatif d'hygiène publique de France. Elle est immédiatement applicable dans les ports où ces procédés ou appareils sont mis à la disposition des capitaines suivant les conditions agréées par l'autorité sanitaire et sous son contrôle permanent.

ART. 3. — Les frais en résultant sont à la charge de l'armement, conformément aux dispositions de l'article 94 (dernier paragraphe) du décret du 4 janvier 1896. Aucune taxe sanitaire n'est due, en conséquence du fait de cette opération.

ART. 4. — Un certificat relatant les conditions dans lesquelles a été pratiquée l'opération est délivré aux capitaines ou armateurs, par les soins de l'autorité sanitaire.

ART. 5. — Les infractions aux dispositions du présent décret sont passibles des pénalités édictées par l'article 14 de la loi du 3 mars 1822, sans préjudice des mesures d'isolement ou autres auxquelles les navires peuvent être assujettis en raison de leur provenance ou de l'état sanitaire du bord à l'arrivée.

ART. 6...

Paris, 21 septembre 1903.

Signé : LOUBET.

Ce décret, paru en cours d'impression, est signalé ci-dessus, à la suite de la note *a*, p. 93.

CINQUIÈME PARTIE

RENSEIGNEMENTS DIVERS

LISTE DES MÉDECINS SANITAIRES MARITIMES
PUBLIÉE PAR LE MINISTÈRE DE L'INTÉRIEUR

Renseignements divers.

Les fonctions auxquelles peuvent aspirer les médecins sanitaires maritimes sont les suivantes :

1° EN FRANCE.

a. Direction de la santé dans une des circonscriptions. — Les directeurs sont nommés par le ministre de l'intérieur (1).

b. Médecins de la santé. — Ceux-ci sont attachés aux Directeurs de la santé, qui ont qualité pour faire les propositions au ministère de l'intérieur.

c. Il existe au ministère de l'intérieur un inspecteur général : M. le Professeur Proust.

Il nous a semblé utile de publier ici le décret du 9 novembre 1901 concernant le recrutement du Personnel :

(1) Ministère de l'Intérieur, 4e Bureau, M. Paul Roux ✳, chef. Hygiène publique: Police sanitaire maritime. — Conseils, direc-

RÉPUBLIQUE FRANÇAISE

MINISTÈRE DE L'INTÉRIEUR

SERVICE SANITAIRE MARITIME

PERSONNEL. — MODE DE DÉSIGNATION DES FONCTIONNAIRES
DOCTEURS EN MÉDECINE. — INSTITUTION D'UN JURY SPÉCIAL.

I. — *Rapport à Monsieur le Président de la République.*

MONSIEUR LE PRÉSIDENT,

La police sanitaire maritime, régie par la loi du 3 mars 1822
et le décret du 4 janvier 1896, a pour objet de mettre le littoral francais à l'abri de l'importation des maladies pestilentielles exotiques telles que le choléra, la fièvre jaune et la
peste.

Depuis les découvertes de la science pastorienne, les mesures de prophylaxie applicables ont pris un caractère de
précision et d'efficacité qu'elles ne pouvaient atteindre auparavant. La recherche des germes par les procédés de la bactériologie, la connaissance des conditions particulières dans
lesquelles ils se transportent, se conservent ou se développent,
la possibilité de les détruire par la désinfection, constituent
aujourd'hui les éléments essentiels de la défense sanitaire.
Ces éléments nouveaux ont apporté au fonctionnement du
service des modifications plus ou moins profondes : ils exigent
notamment de la part des agents auxquels incombe la res-
ponsabilité des mesures une vigilance et une compétence
technique capables de donner à la santé publique comme aux
intérêts commerciaux toutes les garanties qu'ils comportent.
Il n'est pas nécessaire d'insister sur l'importance que peuvent

tions et agences sanitaires du littoral. — Médecins sanitaires en
Orient. — Conseils sanitaires internationaux de Constantinople et
d'Alexandrie. — Conférences sanitaires internationales. — Médecins
sanitaires maritimes à bord des navires. — Lazarets. — Mesures
quarantenaires. — Patentes de santé. — Informations sur l'état de
la santé à l'étranger. — Epidémies. — Statistiques. — Médailles
d'honneur pour acte de dévouement en temps d'épidémie. — Médailles honorifiques. — Rapports avec l'Académie de Médecine.

C'est donc à ce bureau et aux directions de la Santé qu'il convient de s'adresser pour les renseignements. examens, emplois
vacants, propositions aux distinctions. — Rapports, etc.

prendre à ce double point de vue leurs décisions lorsqu'elles s'appliquent à des relations commerciales de plus en plus rapides ou fréquentes avec des pays contaminés, comme aussi de plus en plus influencées par la concurrence.

Pour obtenir ces garanties il est indispensable d'assurer au recrutement du personnel technique chargé de diriger et d'administrer le service sanitaire des règles l'obligeant à justifier de connaissances et d'expérience antérieurement acquises. Ces connaissances et cette expérience doivent porter sur l'épidémiologie, la bactériologie, la pratique médicale et technique des services sanitaires en France ou aux colonies, l'aptitude administrative à assurer le fonctionnement des dits services.

Le littoral de la France est reparti en sept circonscriptions ayant chacune à sa tête un directeur, docteur en médecine, nommé par le ministre. Le siège de ces circonscriptions se trouve naturellement placé dans les ports les plus importants. Sous la dépendance des chefs de circonscription existent, dans les autres ports, des agents dont quelques-uns sont également docteurs en médecine (1). Dans les ports principaux enfin, les directeurs de la Santé sont eux-mêmes secondés par un ou plusieurs médecins attachés au service et nommés dans les mêmes conditions.

Ces trois catégories de médecins (directeurs, agents principaux et médecins de la Santé) ont pour attributions de reconnaître les navires à leur arrivée, de les inspecter, de leur appliquer dans chaque cas les mesures prescrites par le règlement, d'opérer s'il y a lieu la visite médicale des passagers et équipages, d'ordonner et de surveiller la désinfection, de prescrire et de diriger dans les circonstances exceptionnelles le débarquement et l'internement aux lazarets.

Le projet de décret que j'ai l'honneur de soumettre, Monsieur le Président, à votre haute sanction, détermine des dispositions d'après lesquelles il devra être pourvu à l'avenir à la désignation des fonctionnaires précités, dont le nombre s'élève actuellement à 22. Un jury spécial est institué pour examiner les titres des candidats tant sous le rapport technique que sous le rapport administratif : les membres qui le composent répondent aux diverses compétences ainsi envisagées ; ils

---

(1) Il serait désirable que ces fonctions soient *exclusivement* réservées aux Docteurs en médecine.

sont choisis soit parmi les membres du Comité consultatif d'hygiène publique de France, soit parmi les inspecteurs généraux des services administratifs relevant les uns et les autres de mon Département.

Si vous voulez bien, Monsieur le Président, adopter ces propositions, je vous serai reconnaissant de revêtir de votre signature le projet de décret ci-annexé.

Le président du Conseil,
ministre de l'intérieur et des cultes,

WALDECK-ROUSSEAU.

II. — *Décret du 9 novembre 1901* (1).

LE PRÉSIDENT DE LA RÉPUBLIQUE FRANÇAISE,

Sur le rapport du président du Conseil, ministre de l'intérieur et des cultes :

Vu la loi du 3 mars 1822 sur la police sanitaire ;

Vu le décret du 4 janvier 1896 portant règlement de police sanitaire maritime,

DÉCRÈTE :

ARTICLE PREMIER. — Les directeurs de la Santé, les médecins de la Santé ou de lazarets et les agents principaux ou ordinaires docteurs en médecine, sont nommés en France par le ministre de l'intérieur, sur l'avis d'un jury spécial institué conformément à l'article 3 ci-dessous et qui a pour mission d'apprécier les titres des candidats.

ART. 2. — Lorsqu'il y a lieu de pourvoir à l'une des fonctions ci-dessus énumérées, cette vacance est portée à la connaissance des intéressés par un avis publié au *Journal officiel* et affiché dans les principaux ports. Les candidats sont invités à produire dans le délai de quinze jours leur demande accompagnée de l'exposé de leurs titres et de toutes les justifications utiles.

Les candidats doivent faire valoir notamment leurs connaissances spéciales touchant : l'épidémiologie des maladies

---

(1) Décret publié au *Journal officiel de la République française* le 28 novembre 1901.

exotiques ; la bactériologie ; la pratique des services sanitaires qu'ils auraient acquise en France, aux colonies,
dans la marine ou dans l'armée, particulièrement en ce qui
concerne la désinfection, l'application des règlements en
vigueur et l'aptitude administrative que comporte la direction de ces services.

Art. 3. — Le jury chargé d'apprécier les titres des candidats est composé de sept membres ainsi désignés :

Le président ou, à son défaut, le vice-président du
Comité consultatif d'hygiène publique de France, qui rem-
plit les fonctions de *président du jury* ;

Le directeur de l'assistance et de l'hygiène publiques
au ministère de l'intérieur ou, à son défaut, le chef du
bureau de l'hygiène publique :

L'inspecteur général ou, à son défaut, l'inspecteur général adjoint des services sanitaires ;

Deux membres du Comité consultatif d'hygiène publique
désignés par le ministre ;

Deux inspecteurs généraux des services administratifs
désignés par le ministre.

Le chef du bureau de l'hygiène ou, à son défaut, le sous-
chef de bureau assiste aux séances avec voix consultative.

L'inspecteur des services de la Santé dans les ports rem-
plit les fonctions de *secrétaire*.

Art. 4. — Le jury se réunit sur la convocation du ministre.

L'inspecteur général des services sanitaires ou, à son
défaut, l'inspecteur général adjoint est chargé de présenter un rapport sur les diverses candidatures.

Le jury est appelé à donner son avis au double point de
vue de l'aptitude technique et administrative sur chacun
des candidats ainsi que sur les titres et garanties spéciales
qu'il peut présenter à l'obtention des fonctions sollicitées.

Art. 5. — Le jury peut être appelé à donner son avis
sur les fautes professionnelles commises par les médecins
en fonctions, sur leur mise en disponibilité ou leur rem-
placement.

Art. 6. — Le ministre de l'intérieur et des cultes est

chargé de l'exécution du présent décret, qui sera publié au *Journal officiel de la République française* et inséré au *Bulletin des lois*.

Fait à Paris, le 9 novembre 1901.

ÉMILE LOUBET.

Par le Président de la République :

Le président du Conseil,
ministre de l'intérieur et des cultes,
WALDECK-ROUSSEAU.

Décret du 13 Décembre 1901

Ce décret a pour but d'établir une distinction entre les médecins sanitaires maritimes qui voyagent pendant au moins un mois par an et ceux qui n'ont, en subissant l'examen, que poursuivi le but de « se pourvoir d'un titre ou d'une occasion éventuelle de voyager ». Cette distinction est importante en vue « des droits éventuels aux emplois vacants dans le service du littoral ».

Conformément à ce décret, on a donc dressé le tableau reproduit ci-après, concernant les médecins qui font leur carrière en qualité de médecins sanitaires maritimes et ceux qui, pourvus du certificat d'aptitude, conservent toute leur liberté.

L'article 4 de ce décret donne qualité au jury constitué en vue de l'examen des candidatures aux fonctions de médecin sanitaire pour proposer leur radiation du tableau au cas de fautes graves.

2° EN ALGÉRIE.

Il existe également des Directions confiées à des Docteurs en médecine et des médecins de la santé. Le Gouverneur général a qualité pour les nommer.

3° Aux Colonies.

L'organisation est identique. Le ministère peut fournir les renseignements ainsi que les gouverneurs.

4° A bord des paquebots.

Les compagnies françaises qui embarquent des médecins sont les suivantes, auxquelles il convient de s'adresser :
Compagnie générale transatlantique.   Siège à Paris.
Compagnie des messageries maritimes.   —
Compagnie des chargeurs réunis.   —

5° Médecins sanitaires en Orient.

Le Ministère de l'Intérieur publie des avis lorsque des postes sont vacants. Ces postes bien rétribués ne sont accordés qu'aux médecins qui prennent un engagement d'une durée minimum de 3 ans.

6° Embarcations de plaisance.

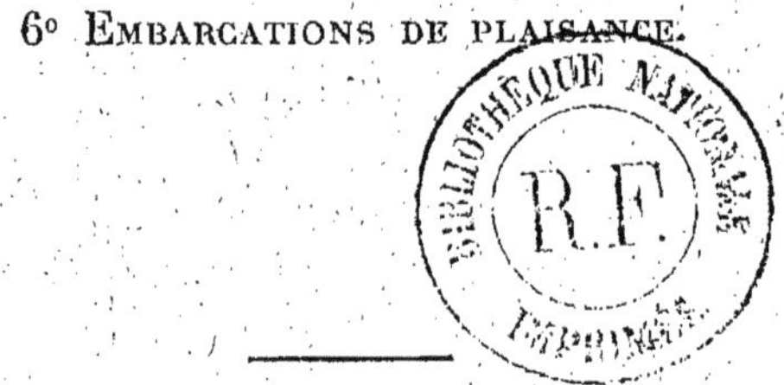

MINISTÈRE DE L'INTÉRIEUR ET DES CULTES

TABLEAU
DES MÉDECINS SANITAIRES MARITIMES
A BORD DES NAVIRES

Institué par l'article 16 du décret du 4 Janvier 1896 (1).

La date d'inscription est marquée par le millésime reproduite à droite du nom ; ce millésime est double pour les médecins déjà pourvus d'une commission avant le décret de 1896.

ABRÉVIATIONS. — *M. H.* : médaille d'honneur des épidémies ; — *Ver.* : vermeil ; — *Arg.* : argent ; — *Br.* : bronze ; — *M. T. H.* : mention honorable ; — *T. S.* : témoignage de satisfaction.

INSCRIPTIONS AU 1er JANVIER 1903

A. — *Liste des Médecins sanitaires maritimes dressée conformément aux dispositions du décret du 19 décembre 1901*

MM.

Abadie, 1901.
Ackermann, 1888-98.
Alibert, 1898.
Allard Joseph, 1897.
Anceau, 1901.
Aoust, 1901.
Arnaud Emmanuel, ✳, 1897.
Arnaud Théodore, 1886-1896.
Arqué, 1902.
Arren, 1898.
Arrufat. 1897.
Artaud. 1899.
Aubony, 1900.
Balault, 1898.
Bauer, 1864-96.

Baysselance, 1896.
Beaugeois, 1899.
Bellier, 1900.
Bénes, 1900.
Berthelin, 1901.
Bertrand, 1896.
Besse, 1898.
Betonlières, 1900.
Bigot, 1899. — [M. H. Arg.].
Blanc, 1887-96. — [M. H. Arg.].
Blanc-Salètes, 1901.
Blancher, 1901.
Blayac, 1902.
Boju, 1902.
Bonafos, 1896.

Bonnan, 1887-96.
Bonnet, 1900.
Bordas, 1899.
Borel, 1897.
Borius, 1896.
Bos, 1887-96.
Bosc, 1899.
Bourguignon, 1900.
Boyer Jean - Baptiste, 1901.
Boyer Marie-Marc, 1887-96. — [M. H. Br.].
Boyer Charles, 1900.
Breiffel. 1902.
Broussais, 1902.
Buyck, 1898.
Cadéot, 1897.

(1) Ce tableau a été arrêté le 1er Juillet 1903 et ne comporte donc pas les nominations faites depuis cette époque.

MM.

Calmettes, 1900.
Canton, 1902.
Carbornel, 1899.
Carratier, 1902.
Castagnol, 1901.
Cauvin, O ✳, 1888-96.
Cédié, 1893-96.
Chaix, 1898.
Chambard, 1901.
Chambe, 1896.
Chapron, 1900.
Charpine, 1897.
Chavet, 1902.
Choussat, 1899.
Clair, 1892-96. — [M. H. Arg.].
Cler, 1902.
Clémenceau, 1896.
Clémenti, 1898.
Coiron, 1896.
Colin, 1899.
Compain, 1901.
Comte, 1902.
Coste (de), 1898.
Coullon, 1887-96.
Couturier, 1897.
Crespin Elihu-Corneille, 1900.
Cruzel, 1897.
Dallas, 1898.
Danjou. ✳, 1899.
Dasse, 1902.
Dauge, 1898.
Debeaux, 1899.
Decock, 1901.
Dhôste, 1896.
Delarras, 1900.
Delarue, 1896.
Delpech, 1886-96.
Deramé, 1901.
Desvaulx, 1899.
Dressy, 1899.
Duchemin, 1899.
Ducroux, 1897.
Duprat Paul, 1899.
Dupuy Paul, 1901.
Dupuy Etienne, 1896.
Dupuy Jacques, 1898.
Durand, 1902.
Eyssautier, 1897.
Fabre, 1896. — [M. T. H., et M. H. Br.].
Fatin, 1898.
Fleury (de), 1901.
Fialon, 1897.
Fontgous, 1869-96.
Fornari, 1897.
Frétel, 1899.

MM.

Fuster, 1898.
Gaboriau, 1898.
Gachon Emile, 1898.
Gachon Louis, 1894-96.
Gal, 1900.
Gastinel, 1898.
Gaudemard, 1873-96.
Gentilhomme, ✳, 1897.
Gérard, 1896.
Gervais, 1885-96.
Georges, 1900.
Gibaud, 1897.
Gilleron, 1897.
Giraud, 1899.
Glais, 1889-96.
Godefroy, 1872-96.
Gontier, 1896.
Gontier-Lalande, 1900.
Gorse, 1897.
Goudin, 1902.
Gourmaud, 1896.
Grosset, 1892-96. — [T. S.].
Guedeney, 1884-96.
Guichard, 1888-96.
Guichou, 1901.
Guillemet, 1898.
Hamel, 1897. — [M. H. Arg.].
Hautefeuille, 1900.
Hénaut, 1899,
Henry, 1893-96.
Herr, 1899.
Herrenschmidt, 1901.
Honig, 1898.
Imbert, 1899.
Isnard, 1898.
Joubin, 1887.
Joulia, 1897.
Jousseaulme, 1896.
Jullian, 1888-96.
Jung, 1902.
Kempff, 1900.
Lallier, 1898.
Lamandé, 1899.
Lamarque, 1887-96. — [M. H. Br. et Arg].
Lasaïgues, 1901.
Leca, 1890-96.
Lecler Jean, 1900.
Lecler Louis, 1885-96.
Le Maître, 1902.
Léné, 1898.
Lenoir Paul, 1897.
Lenoir Louis, 1901.
Leroy, 1896.
Lesourd, 1901.
Letellier, 1902.

MM.

Lochelongue, 1897.
Luys, 1895-96.
Mablanc (de), 1888-96.
Macé, 1900.
Maire, 1897.
Mallen, 1887-96.
Mandoul, 1899.
Mardrus, 1898.
Marion, 1883-96.
Martelli, 1897. — [M. H. Br.].
Martin Pierre, 1901.
Martin Georges, 1898.
Marty, 1879-96.
Mauchamp, 1899.
Médard, 1900.
Mellier, 1866-96.
Merle (le), 1900.
Mesley, 1899.
Moslier, 1902.
Meurice, 1901.
Michel, 1900.
Mignon, 1898.
Millet, 1900.
Mossmann, 1895-96.
Mounic, 1898.
Monod, 1898.
Motheau, 1900.
Mouilleron, ✳, 1899.
Murat, 1898.
Niel, 1899. — [M. H. Br.]
Ombredanne, 1898.
Orion, 1901.
Orjuben, 1899.
Pandolfi, 1898.
Paoli (de), 1899.
Papail, 1896.
Paravicini, 1900.
Péhu, 1897.
Peigné, 1887-96.
Pellis, 1887-96.
Petit Louis, 1900.
Peret, 1895-96.
Périnel, 1896.
Petit Léonce, 1901.
Philippon, 1897.
Pidancet Jean, 1899. — [T. S.].
Pidancet Jean-Charles, 1901.
Pilot de Thory, 1887-96.
Pinsan, 1901.
Piotrowski, 1879-96. — [M. H. Arg. et Ver.].
Pitrat, 1901.
Planty-Mauxion, 1878-96.
Plicot, 1899.

MM.

Poirier, 1899.
Poizat de Gérente, 1899.
 — [T. S.].
Polier, 1901.
Porcheron, 1900.
Potel, 1897.
Poulain, ✳, 1897.
Pouzergues, 1896.
Quinot, 1878-96.
Racanières, 1898. —
 [T. S.].
Rainguet, 1901.
Ranguedat, 1888-96.
Raphély, 1890-96.
Raynal, 1898.
Regnault, 1900.
Répiton-Préneuf, 1898.
Reynaud, 1901.

MM.

Ribel, 1901.
Ribier (de), 1899.
Rigubert, 1896. — [M.
 H. Br.].
Roger, 1900.
Ropers, 1901.
Roques, 1902.
Rossi, 1898.
Rousset, 1875-1896.
Sahut, 1898.
Saillard, 1893-96.
Schotte, 1901.
Sénéchal, 1893-96.
Séran, 1902.
Serres, 1900.
Séveno, 1901.
Sicard, 1898.
Sardoillet, 1893-96.

MM.

Soulié, 1901.
Tartarin, 1897.
Terras, 1899.
Terson, 1899.
Tondut, 1888-96.
Truchi, 1898.
Vaquer — Talayrach,
 1887-96.
Veillon, ✳, 1900.
Verger, 1900.
Vial, 1900.
Vignes, 1899.
Vic, 1897.
Vigné, 1898.
Villa, 1901.
Vivien, 1898.
Aiguillon, 1903.
Boury, 1903.

B. — *Liste des médecins reconnus aptes à remplir les fonctions de Médecins sanitaires maritimes.*

MM.

Abramoff, 1902.
Alem, 1902.
Alidière, 1898.
Allard Marius, 1902.
André, 1899.
Anfréville de Jurquet
 de la Salle (d'), 1899.
Arène, 1902.
Aroud, 1901.
Aubert, 1897.
Austin, 1898.
Auvray, 1897.
Aviérinos, 1898.
Barès, 1899.
Barbaroux, 1902.
Bartoli, 1900.
Bazellaire de Ruppierre
 (de), 1902.
Bernardou, 1902.
Bernard, 1898.
Berre, 1900.
Bœri, 1902.
Boirivant, 1902.
Bonnard Victor, 1898.
Bonnet Saint-René,
 1899.
Bonnus, 1899.
Boucly, 1896.
Boudaille, 1898.
Bouissou, 1899.
Bourlier Ernest, 1900.
Bourlier Maurice, 1901.
Bouyer, 1901.
Boyer Alcide, 1900.
Bricka, 1900.

MM.

Brocchi, 1901.
Brun, 1899.
Brusau, 1900.
Buard, 1900.
Cadel, 1898.
Caillet, 1898.
Cany, 1900.
Castueil, 1897.
Cavalié, 1900.
Cazaentre, 1901.
Chalon, 1900.
Chambelland, 1899.
Chassaing, 1901.
Chassy, 1897.
Cherot, 1898.
Chiron du Brossay, 1902.
Clupot, 1898.
Collon, 1902.
Combier, 1899.
Coste, 1902.
Cotte Henri, 1901.
Cotte Gaston, 1901.
Coulomb, 1901.
Cousin, 1901.
Crespin Joseph, 1900.
Crillon, 1897.
Cros, 1901.
Dallest, 1900.
Dardelin, 1898.
Davet, 1901.
Davillé, 1902.
Deniau, 1897.
Desfosses, 1900.
Dirksen, 1901.
Domergue, 1897.

MM.

Dubarry, 1902.
Dubois, 1900.
Duprat Maurice, 1896.
Dussaud, 1898.
Espitalier, 1902.
Eynard, 1899.
Faraboeuf, 1899.
Farge, 1899.
Faure, 1899.
Fauvel, 1898.
Fayol, 1897.
Ferré, 1901.
Fournac, 1899.
Froehliger, 1896.
Gary, 1902.
Gilormini, 1897.
Giraud, 1898.
Gombault, 1900.
Gorde, 1900.
Gouin, 1897.
Grasset, 1901.
Gries, 1901.
Grimaldi, 1901.
Gruel, 1899.
Guinet, 1900.
Haas, 1899.
Hartenberger, 1897.
Herber, 1901.
Héry, 1899.
Herzemberg, 1898.
Hostabricht, 1902.
Huillet, 1900.
Issaly, 1899.
Jacob de Cordenoy, 1899.
Jeambrau, 1899.

MM.

Kohler, 1901.
Laborde, 1897.
Labussière, 1902.
Lafarelle, 1901.
Lalung-Bonnaire, 1902.
Lamasson, 1901.
Lansezeure, 1902.
Larche, 1897.
Lathuraz-Viollet, 1896.
Lauquin, 1902.
Le Duigou, 1902.
Leroy Alfred, 1898.
Leroy Albert, 1898.
Lestra, 1897.
Macé, 1898.
Mage, 1901.
Mante, 1897.
Marlier, 1897.
Martin, 1900.
Martin-Dupont, 1898.
Matignon, 1901.
Mellier, 1866-96.
Meurisse, 1899.
Micheleau, 1900.
Moreau, 1901.
Morin, 1896.
Mossé, 1899.
Netter, 1902.
Ozoux, 1901.
Papillon Henri, 1902.
Papillon Gustave, 1902.
Paquet, 1898.
Paublanc, 1901.
Pauly, 1896.
Pavie, 1898.
Periot, 1897.
Perrin, 1902.

MM.

Platon, 1899.
Pottevin, 1902.
Poujol, 1897.
Prudhomme, 1902.
Rambal, 1899.
Rathelot, 1897.
Raybaud, 1902.
Rellay, 1899.
Reymond, 1900.
Reynaud Jacques, 1901.
Reynaud Paul, 1897.
Reynés, 1896.
Rinuy, 1902.
Robert, 1899.
Robin, 1902.
Rogès, 1898.
Rondani, 1900.
Rousseau, 1901.
Roussin, 1899.
Routier, 1898.
Salles, 1898.
Sanquirico, 1900.
Seligmann, 1898.
Sentoux, 1902.
Sergent, 1901.
Servel, 1902.
Soulé, 1902.
Thiers, 1898.
Tranchant, 1899.
Trémolières, 1898.
Troussaint, 1901.
Truelle, 1899.
Van-Heddegbem, 1899.
Vergely, 1902.
Vidal, 1902.
Wallerand, 1898.
Arathoon, 1903.

MM.

Batailler, 1903.
Boucher, 1903.
Bougrier, 1903.
Brissot, 1903.
Mlle Broïdo, 1903.
Brouillard, 1903.
Capdeville, 1903.
Casati, 1903.
Callet, 1903.
Ceconni, 1903.
Coulonjou, 1903.
Dousset, 1903.
Durandard, 1903.
Esserteau, 1903.
Favier, 1903.
Forest, 1903.
Fraysse, 1903.
Gachet, 1903.
Gallony, 1903.
Gauraud, 1903.
Gerber, 1903.
Guiraud, 1903.
Loin, 1903.
Maillé, 1903.
Martin, 1903.
Mas, 1903.
Mercier, 1903.
Meslin, 1903.
Parod, 1903.
Pech, 1903.
Pellinier, 1903.
Peytoureau, 1903.
Piouffle, 1903.
Rey. 1903.
Vacquerie, 1903.
Vial, 1903.
Vincent, 1903.

TABLEAU ANNEXE

ÉTABLI A TITRE TRANSITOIRE EN VERTU DE L'ARRÊTÉ MINISTÉRIEL DU 15 MAI 1896.

MM.

Antonini, 1896.
Batredat, 1899.
Barthélemy, 1896.
Catanéi, 1896.
Cazeneuve, 1896.
Dubayle, 1903.
Dufour, 1896.
Dulin, 1898.
Dupont Charles, 1898.

MM.

Dupont Georges, 1898.
Dupuy de la Badonnière, 1896.
Faisnel, 1896.
Gimbert, 1896.
Lambert, 1895.
Lenoel, 1896.
Maby, 1899.
Marchal, 1896.

MM.

Michel, 1896.
Morin, 1896.
Parot, 1899.
Revolat, 1900.
Roinard, 1896.
Valette, 1899.
Ythier, 1896.

TABLE DES MATIÈRES

Vigot Frères

Éditeurs

Extrait du

Catalogue Général

PARIS

23, PLACE DE L'ÉCOLE-DE-MÉDECINE

1904

11

VIGOT FRÈRES, Éditeurs, 23, place de l'Ecole-de-Médecine, PARIS

ANALYSE CHIMIQUE

ET

BACTÉRIOLOGIQUE

Des eaux potables et minérales

—

ÉPURATION DES EAUX — LÉGISLATION

PAR

F. BAUCHER

PHARMACIEN PRINCIPAL DE LA MARINE EN RETRAITE

———

Un volume in-18 cartonné avec figures

Prix : 7 francs

VIGOT FRÈRES, Editeurs, 23, place de l'Ecole-de-Médecine, PARIS

TECHNIQUE ET INDICATIONS

DES

MÉDICATIONS USUELLES

PAR

G. LEMOINE

PROFESSEUR DE CLINIQUE MÉDICALE A LA FACULTÉ DE LILLE

MÉDECIN DE L'HOPITAL SAINT-SAUVEUR

Un vol. in 18 cartonné . . . . 7 francs.

———

Les médications usuelles sont en général mal connues, du moins en ce qui concerne leurs applications. C'est un peu au hasard que le praticien qui débute prescrit par exemple des vésicatoires ou des pointes de feu, et il hésite encore plus s'il s'agit de faire poser des sangsues. Cela tient à ce que l'enseignement qui lui a été donné n'a jamais porté sur ce genre de matières, que ses maîtres ont jugé d'ordre trop inférieur pour en faire l'objet de leurs leçons. Souvent, sur ce point spécial, il est obligé de se laisser guider par son malade, et c'est ce dernier qui décide de l'opportunité d'un sinapisme ou d'une mouche de Milan. Or il y a pour lui un intérêt majeur à combler cette lacune de son éducation médicale et à bien connaître des méthodes thérapeutiques dont il devra se servir tous les jours. C'est dans ce but que je publie ces leçons, et aussi, je dois l'avouer, avec le secret espoir qu'elles contribueront un peu à remettre en honneur certaines médications des plus utiles que la transformation des idées médicales fit un instant passer de mode.

G. LEMOINE.

VIGOT FRÈRES, Éditeurs, 23, place de l'École-de-Médecine, PARIS

ANATOMIE DESCRIPTIVE

ET

DISSECTION

PAR

Le Dr A.-J. FORT

PROFESSEUR LIBRE D'ANATOMIE

SIXIÈME ÉDITION ENTIÈREMENT REVUE

Trois forts volumes in-8, avec 2.228 figures.
10 planches en couleurs

PRIX : 36 FRANCS

VIGOT FRÈRES, Éditeurs, 23, place de l'Ecole-de-Médecine, PARIS

QUINZE LEÇONS

D'ANATOMIE PRATIQUE

PAR

Paul POIRIER

PROFESSEUR D'ANATOMIE A LA FACULTÉ DE MÉDECINE DE PARIS

RECUEILLIES PAR MM.

FRITEAU ET JUVARA

EXTERNES DES HÔPITAUX

CINQUIÈME ÉDITION

Avec 84 schémas dans le texte

Un volume in-18 jésus. . . . . 4 francs.

MANUEL

DE

TECHNIQUE MICROSCOPIQUE

PAR

Alexandre BOHM   et   **Albert OPPEL**

PROSECTEUR   PROFESSEUR

A L'UNIVERSITÉ DE MUNICH

TRADUIT DE L'ALLEMAND

PAR

Étienne de ROUVILLE

DOCTEUR ÈS SCIENCES

Avec préface du professeur **Armand SABATIER**

CORRESPONDANT DE L'INSTITUT

DOYEN DE LA FACULTÉ DES SCIENCES DE MONTPÉLLIER

DIRECTEUR DE LA STATION MARITIME DE CETTE

TROISIÈME ÉDITION FRANÇAISE

Revue et considérablement augmentée, d'après la 4ᵉ édition allemande

Un vol. in-18 jésus, cartonnage souple . . . . 6 francs.

Imp. Bellin à Montpellier.